AF396053

NOTICE

SUR LES

EAUX THERMALES

DE

DAX,

PAR M. DUFAU,

DOCTEUR EN MÉDECINE, CONSEILLER,
MÉDECIN ORDINAIRE DU ROI,
MEMBRE DE L'ACADÉMIE DE BORDEAUX.

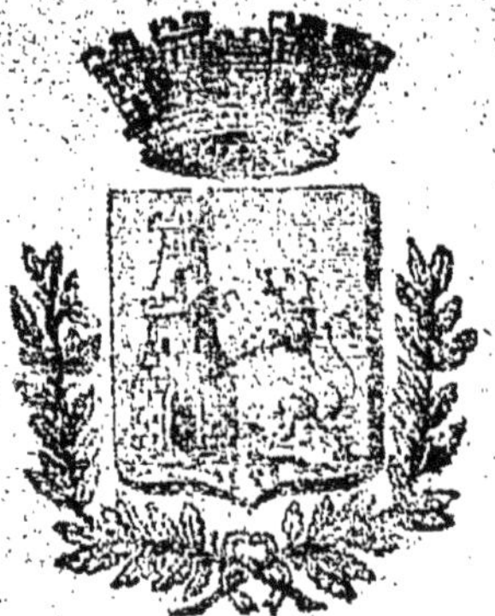

MDCCLIX.

IMPRIMERIE DE MARCEL HERBET,
rue de la Fontaine Chaude, 23-25.

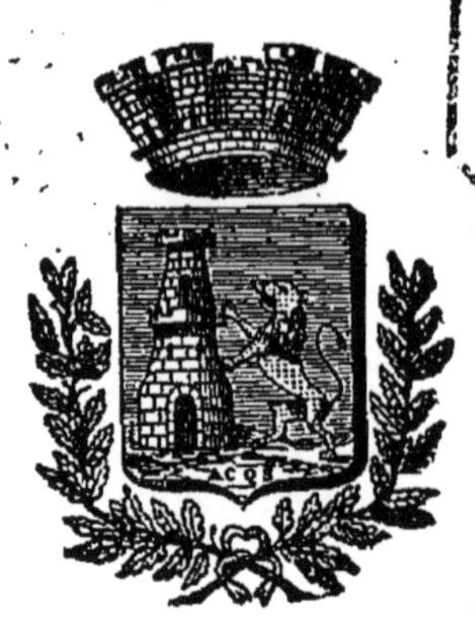

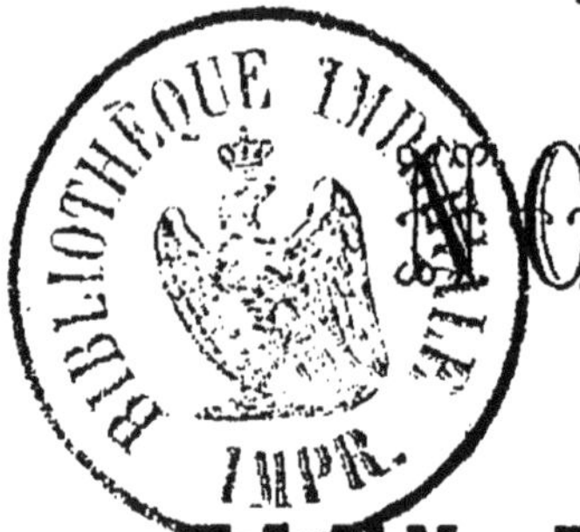

NOTICE

SUR LES

EAUX THERMALES

DE

DAX,

Par M. DUFAU,

Docteur en Médecine, Conseiller,
Médecin ordinaire du Roi,
Membre de l'Académie de Bordeaux.

MDCCLIX.

Dax. — Imprimerie de Marcel HERBET,
rue de la Fontaine Chaude, 23-25.

1865

PRÉFACE

L'ÉDITEUR.

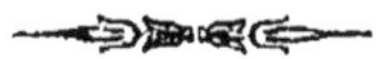

L'ouvrage que nous rééditons sur les Eaux Thermales de Dax est un ouvrage extrêmement rare. Le seul des exemplaires anciens qui se trouve dans notre ville appartient à M. De Poyusau, Juge de Paix de Dax.

Tout le monde connaît dans notre cité le goût particulier du respectable magistrat pour les anciens ouvrages, dont il ne se contente pas seulement d'embellir sa riche bibliothèque, mais à la lecture desquels il consacre les loisirs de sa position et l'activité toujours ardente de sa verte vieillesse.

Ne voulant pas laisser perdre dans l'oubli les *Observations sur les Eaux Thermales de Dax*, par M. DUFAU, docteur en médecine, conseiller, médecin ordinaire du Roi, et membre de l'Académie de Bordeaux, M. De Poyusan nous a engagé à rééditer ce précieux tra-

vail. Nous avons consenti bien volontiers à
cette proposition, et nous sommes convaincu
que nos concitoyens, et les étrangers visiteurs
de nos eaux thermales, se joindront à nous
pour remercier M. le Juge de Paix de Dax
de nous avoir fait connaître cette précieuse
brochure.

Nous n'avons apporté aucune modification
à l'ouvrage que nous avions sous les yeux ;
nous l'avons imprimé tel qu'il fut publié par
M. le Docteur Dufau, afin de ne lui enlever
rien de son originalité et pour qu'on puisse
mieux apprécier le degré de la science en
ces temps.

Le bon accueil fait par les lecteurs du
Courrier de Dax aux observations de M. le
Docteur Dufau, nous est un sûr garant de
l'accueil favorable qu'on fera à cette brochure que nous tenons à la disposition du
public.

MARCEL HERBET.

AVERTISSEMENT

sur les motifs de cet ouvrage.

Le nombre prodigieux de sources minérales qui coulent dans l'enceinte et dans le voisinage de la ville de Dax, est sans doute bien remarquable. J'ai voyagé pendant plusieurs années en France, en Espagne et en Italie, mais je n'ai remarqué nulle part, excepté dans la ville de Naples et aux environs, une abondance et une variété aussi merveilleuse dans ce genre. Ce rapport cependant n'est pas le seul que ces deux villes, si différentes d'ailleurs, ont entre elles. Les eaux salutaires dont elles abondent l'une et l'autre, ont été négligées pendant longtemps à Naples comme à Dax : et les auteurs qui ont écrit dans ces deux villes, également négligents ou peu attentifs sur le mérite et les propriétés de ces eaux, ont gardé pendant plusieurs siècles un silence profond à leur égard. Si celles de Naples ont cet avantage sur les nôtres, d'avoir été tirées plutôt de l'obscurité où elles étaient ensevelies, c'est à la vigilance d'un Vice-roi espagnol qu'on en a l'obligation. On trouve, en effet, à la sortie de cette fameuse capitale et à l'entrée de la grotte (1) une inscription latine sur une table de marbre, qui contient une longue énumération des différentes eaux minérales de ces contrées, avec une description fort étendue de leurs qualités et de leurs vertus.

---

(1) Cette grotte est un chemin creusé dans la montagne de Pausilypo, au moyen duquel on passe de plein pied de Naples à Pouzzole *Puteoli*. On voit encore le tombeau de Virgile sur cette montagne, à l'entrée de la grotte.

Le Vice-roi espagnol, auteur de cette inscription, fait observer, qu'ayant trouvé les fontaines qui recevaient ces eaux, détruites et presque oubliées par l'incurie des hommes, dit-il, et par l'envie des médecins, *hominum incuria, medicorum invidia,* il n'avait épargné ni soins ni dépenses, soit pour les rétablir et les pourvoir de commodités nécessaires, soit pour en faire examiner et reconnaître les propriétés, afin de ne pas laisser plus longtemps inutiles ces précieux trésors de santé que la providence offrait si libéralement aux habitants de ce royaume.

On pourrait presque faire aux habitants de cette ville le même reproche que ce vice-roi bienfaisant faisait autrefois à ceux de Naples. Nos eaux minérales, qui sont si remarquables par leur abondance, par leur variété et par leurs vertus, sont, non-seulement négligées, mais presque inconnues, comme l'étaient alors celles-là ; en effet, il y a un grand nombre de sources minérales, aux environs de cette ville, qui ne sont connues que des gens qui les ont sous les yeux ; ceux-ci même n'y connaissent rien de plus, sinon qu'elles sont minérales, extraordinaires et qu'elles doivent avoir quelque propriété; d'où vient qu'ils en abusent souvent à leur préjudice, en les employant pour des maladies auxquelles elles sont plus pernicieuses que salutaires.

Un habitant de Sort, à une lieue et demie de cette ville, ayant une douleur de rhumatisme à une de ses extrémités inférieures, fut baigner sa partie malade dans une source d'eau minérale, qui coule dans ce village. Il avait oui dire que les eaux de Dax soulageaient ces sortes de maux, et il crut bonnement que toutes les eaux, qui avaient quelque chose d'extraordinaire, devaient avoir la même vertu. Cette source est froide et vitriolée, et fit, par ces deux moyens, l'effet d'un puissant répercussif. La fièvre le saisit, une fluxion de poitrine, une toux violente, une suffocation presque continuelle, des emphysèmes aux genoux, l'hydropisie enfin, furent les malheureux fruits de cette erreur.

Cet exemple suffit pour faire sentir l'inconvénient qu'il y a de négliger l'examen des eaux minérales, car l'ignorance de leurs propriétés fait qu'on demeure privé d'un bon secours dans plusieurs occasions, et qu'on est exposé à voir quelquefois un remède salutaire changé en un poison dangereux.

Tel est effectivement le cas où l'on se trouve dans ce pays, à l'égard d'un nombre presque infini de ces eaux. Celles même qui sont le plus connues, ne le sont que très-imparfaitement.

Mais le soin, il faut l'avouer, de construire des fontaines, d'établir des commodités, de faire éprouver et reconnaître les qualités d'une quantité si prodigieuse de sources minérales, s'il convient parfaitement à un Vice-roi plein de zèle pour l'utilité publique, n'est pas également à la portée de tous les particuliers. Il est néanmoins des personnes qui, par leurs différents états, doivent contribuer en différentes manières à procurer ces avantages; mais les médecins plus étroitement obligés de s'appliquer à la recherche de moyens propres à soulager les hommes, et généralement à la gloire et à l'avancement de la médecine, ne sauraient négliger cette partie, sans encourir à juste titre le blâme, ou d'envier à leur pays la découverte d'un secours qui, en facilitant la guérison des maladies, rendrait leur ministère moins nécessaire, ou d'avoir lâchement préféré une indolente et molle oisiveté à l'honnête occupation de ménager les biens de la patrie.

C'est pour éviter ce reproche, et mériter autant qu'il dépend de moi la confiance de mes concitoyens, que je me suis proposé de consacrer le peu de loisir dont je puis disposer, à étudier soigneusement la nature de ces eaux, à examiner attentivement leurs effets, pour en reconnaître plus positivement les propriétés, et me mettre par ce moyen, autant qu'il est possible, en état de les employer avec succès et avec sûreté.

Je compris bientôt que mon travail deviendrait plus utile si je pouvais parvenir à le mettre en état d'être communiqué au public; je me déterminai dans cette vue à mettre en ordre les matériaux que j'avais sur les eaux de Dax, auxquelles je donnai la préférence, comme étant les plus importantes.

Le témoignage que je me suis rendu d'être peu versé dans l'art d'écrire, me tenait, à la vérité, dans une espèce d'irrésolution qui a suspendu quelque temps mon entreprise : mais j'ai enfin surmonté cette délicatesse, quelque bien fondée qu'elle fût, par la considération qu'il n'en est pas de cette entreprise comme des ouvrages purement d'esprit, qui doivent briller par la beauté des pensées et par la pureté des expressions; c'est ici un ouvrage de physique et de médecine, dont le mérite principal doit consister dans la vérité des faits et dans la solidité des raisons.

Mais cet objet n'est pas moins difficile à exécuter que le premier; car quelle étendue de lumières, quelle variété de connaissances ne faut-il pas pour le remplir dignement? Cette réflexion m'arrêtait aussi, je me défiais avec raison de mes forces; pour lever mes doutes, je pris la liberté d'adresser mon mémoire à l'Académie de Bordeaux, ne connaissant pas de tribunal plus compétent sur ces matières, bien résolu de me régler sur le témoignage des savants qui la composent. L'approbation dont cette illustre Compagnie honora cet ouvrage, et l'honneur qu'elle me fit à cette occasion, de m'agréger au nombre de ses correspondants, fixa mon irrésolution et m'encouragea à lui faire courir le hasard de l'impression.

Je n'ignorais pas combien ce danger est grand, aujourd'hui surtout que le goût des lecteurs est si délicat et si épuré; mais j'espérais que les savants, dont le cœur est bien placé, excuseraient les imperfections de cet ouvrage, en considération de l'utilité du dessein et que, bien loin de faire usage de leurs talents, pour décourager les auteurs de semblables projets, ils voudraient contribuer à les perfectionner, en communiquant les remarques qu'on leur aurait donné occasion de faire.

Je n'ai pas été trompé dans mes espérances : (1) en effet, depuis 1746, que je publiai un essai sur ces Eaux, j'ai eu la satisfaction de recevoir des félicitations des principaux Médecins de la Province ; l'auteur du Dictionnaire Universel de Médecine l'a même jugé digne d'être inséré, presque en entier, dans ce vaste recueil ; et lorsqu'on a su que je travaillais de nouveau sur ces Eaux, plusieurs Médecins des plus renommés ont bien voulu me communiquer les observations qu'ils avaient faites, touchant les propriétés de ces Eaux et me permettre d'en orner mon Ouvrage ; je sens combien des témoignages si respectables doivent lui donner de poids, et je profite avec plaisir de cette occasion pour leur témoigner ma reconnaissance.

---

(1). C'est depuis en 1749, que M. Bergeron, le premier des Médecins du Béarn, par son âge et par son mérite, publia sa lettre sur les eaux de Gan ; et en 1750, que M. Labaig, qui a marché si dignement sur les traces de M. Bergeron, donna ses dissertations sur les eaux de Bagnères, de Barèges, de Cauterets, etc., auxquelles nous avons l'obligation de connaître la vraie nature de ces Eaux importantes.

OBSERVATIONS

SUR LES

EAUX THERMALES

DE DAX.

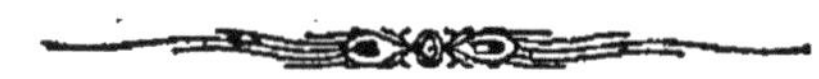

Parmi les principaux devoirs qu'Hippocrate, ce sage Fondateur de la Médecine, impose à ceux qui se consacrent à l'exercice de cette profession, il leur recommande d'examiner et de reconnaître soigneusement la nature et les propriétés des Eaux qui coulent dans leur pays. Pour sentir l'importance de cette obligation, il suffit de considérer les avantages infinis que les hommes retirent de cette liqueur, aussi précieuse que commune, soit pour l'entretien de la vie et la conservation de la santé, soit pour la guérison des maladies.

Mais ce devoir général et commun à tous les Médecins, oblige bien plus étroitement ceux qui, comme moi, se trouvent environnés de sources minérales, aussi négligées jusqu'à présent, que merveilleuses par leur abondance, leurs propriétés et leurs usages. Telles sont les Eaux de Dax et tels sont les motifs qui m'ont engagé à travailler à la recherche des principes qui entrent dans leur composition, afin que reconnaissant leur nature, leurs propriétés, on puisse en régler l'usage d'une manière plus utile et plus assurée.

Dans la relation que j'entreprends des qualités de ces Eaux, je n'entrerai pas cependant dans le détail de ce nombre prodigieux de sources thermales, qui se trouvent en plusieurs lieux dans la ville et au-dehors. Ce serait d'autant plus inutile, que vraisemblablement elles ont toutes la même origine, et que certainement elles ne diffèrent entre elles que par le degré plus ou moins grand de chaleur : cette différence d'ailleurs est purement accidentelle, et ne dépend que de l'abondance plus ou moins grande de ces sources. On sent assez qu'une grande quantité d'eau, considérablement échauffée, en traversant des canaux fort étendus, peut leur communiquer une partie de sa chaleur, et en conserver encore beaucoup ; au lieu qu'une petite portion de cette même eau, en parcourant les mêmes espaces, se dépouillera de la plus grande partie de la sienne, par la même raison qu'un grand vase rempli d'eau bouillante, conserve plus long-temps la chaleur qu'un autre beaucoup moindre.

Au sortir de la Ville vers l'ouest, on trouve sur le bord de la rivière une belle allée d'ormeaux, qui conduit aux Bains de Dax, qu'on appelle communément les *Baignots.*

C'est là que les malades trouvent une ressource assurée contre un nombre d'infirmités, qui résistent aux remèdes de toute autre espèce ; ils y trouvent un logement commode, et c'est dans la cour même du bâtiment que sont quatre Bassins bien murés et voûtés, dont les sources ont chacune un degré de chaleur et d'activité différent ; ce qui les rend naturellement proportionnées aux diverses constitutions, aux divers âges et aux différentes situations des malades. On est d'ailleurs assuré de trouver dans ce lieu tous les ustensiles nécessaires, en sorte qu'on n'a besoin d'y porter aucune sorte de meuble, et le voisinage de la Ville procure journellement toutes les provisions qu'on peut désirer avec la même facilité que si on logeait dans la ville même; l'attention du propriétaire de ces Bains s'est même étendue jusqu'à y fonder une Chapelle, pour les malades qui ne peuvent ou qui ne veulent pas entrer en ville.

A l'un des Bassins aboutissent deux sources d'un degré d'activité bien différent ; l'une est si tempérée qu'elle constitue un bain délicieux. Le 30 janvier 1753, à trois heures après-midi, le temps étant fort serein, et le soleil fort chaud, le thermomètre de Réaumur étant au sixième degré, c'est-à-dire un degré au-dessous du terme marqué pour la gelée blanche, la chaleur de cette source le fit monter au vingt-unième degré, six degrés au-dessous du terme marqué pour la chaleur du sang humain. Et le 23 septembre 1756, il monta au vingt-cinquième degré, quatre degrés plus haut qu'en 1753. Ce Bain est d'une utilité infinie, dans les occasions où il faut seulement humecter, ramolir et tempérer. Les médecins expérimentés dans ces sortes de matières, comprendront aisément de quelle importance peut être un Bain de cette espèce dans une infinité d'occasions ; on l'emploie par exemple, avec beaucoup de succès, lorsqu'après l'usage des bains plus animés, les malades se trouvent échauffés ; deux ou trois de ces bains rendent infailliblement au sang le calme et la tranquillité naturelle.

La seconde source qui aboutit à ce Bassin est contenue contre une face du Bassin même, par une bonne cloison de maçonnerie et elle y communique par le moyen d'un robinet. La chaleur de cette eau est naturellement trop vive pour être employée telle qu'elle est, puisqu'elle a fait monter la chaleur du thermomètre, aux jours indiqués, au cinquante-sixième et au cinquante-neuvième degré. Mais elle procure l'avantage de pouvoir donner à ce Bain le degré d'activité qu'on peut souhaiter ; il n'est besoin pour cela que d'y introduire, en ouvrant le robinet, une quantité d'eau, proportionnée au degré de chaleur qu'on se propose.

Au fond de la cour, sur la droite, se trouve un autre Bassin. La chaleur de cette source mesurée au même thermomètre le même jour, était au vingt-huitième (1) degré ; il n'est presque point de maladies qui ne supportent très-aisément la chaleur de ce Bain, qui procure des sueurs abondantes et faciles.

Près de ce Bassin est une autre source, à peu près du même degré de chaleur; elle est contenue dans une Fontaine, en forme de puits, et elle sert uniquement aux usages intérieurs.

Les eaux de toutes ces sources sont très-claires, très-limpides, et parfaitement bien garanties contre tout ce qui pourrait en altérer la pureté ou la propriété ; elles sont dans leur état naturel plus légères que l'eau commune ; il est vrai qu'on leur voit perdre cette prérogative, à mesure qu'elles se refroidissent; c'est-à-dire à mesure que leurs parties spiritueuses s'évaporent.

A l'autre extrémité de la cour, se trouve un troisième Bassin, plus vaste que les précédents, et séparé par quelques cloisons; c'est là que se trouvent

---

(1) Notez que les degrés de chaleur varient assez considérablement à l'occasion du changement des saisons, comme on a pu le remarquer déjà. De plus, en 1746, j'avais observé que la chaleur qui, le 30 janvier 1753 n'était que de 28 degrés, était alors de 31 degrés. Je soupçonne que la différence que j'ai observée en 1753 doit être attribuée au grand froid et aux fortes gelées qu'il faisait depuis huit jours, attendu que mes premières observations avaient été faites sur la fin du printemps et par un temps fort doux. Il n'est pas, en effet, surprenant que la diverse température des saisons influe sur des eaux contenues dans des Bassins, quoiqu'exactement fermés.

ces boues, qui font des effets si admirables et si salutaires, ainsi qu'on l'observera dans la suite de ce Mémoire. Le creux qui les produit et les contient est très-profond; j'y ai vu enfoncer une perche de plusieurs toises, sans en trouver le fond. Le degré de leur chaleur est différent, et elle augmente à mesure qu'on les puise plus avant dans la profondeur ; à un pied elle était de 41 en 1746, en 1753 et en 1756, en sorte qu'il n'y a pas eu de variété à l'égard des Boues, comme j'en ai remarqué à l'égard des Eaux. Mais bien loin que la chaleur excessive de ces Boues soit un inconvénient, c'est au contraire un avantage, parce qu'on ne plonge jamais les parties malades dans le Bassin ; on a pour cet usage des vases de toute espèce, très-commodes pour les différentes parties du corps ; et tandis qu'on garnit ces vases de la quantité de Boues nécessaires pour la partie malade, elles perdent ce qu'elles peuvent avoir d'excessif dans leur chaleur ; après quoi on entretient la chaleur convenable, en appliquant de nouvelles Boues, lorsqu'il est besoin.

Outre les Bains dont on vient de parler, on trouve dans la ville une Fontaine Thermale, qu'on appelle communément la Fontaine-Chaude ; elle est située à l'extrémité de la ville, vers le Nord, à cent pas environ de la rivière, dans laquelle elle va se dégorger par un ruisseau, qui passe sous les murs du rempart. Le Bassin de cette Fontaine est vaste, presque carré, et a environ 40 pieds de diamètre : on y retient aujourd'hui de 7 à 8 pieds d'eau, au moyen d'une pelle qui ferme la défuite ; quand on lève cette pelle, le Bassin se vide, à la réserve de l'endroit où sont les sources, desquelles on approche par ce moyen de fort près.

On voit à côté du Bassin de cette Fontaine, vers l'Ouest, une petite place où l'on avait pratiqué des bains, dans lesquels on introduisait l'eau, selon le besoin, par le moyen des tuyaux qui l'y conduisait, afin de lui laisser perdre dans ces réservoirs particuliers, une partie de sa chaleur, qui est excessive. Ces Bains ont été négligés, parce que n'étant pas accompagnés de logements propres à recevoir les étrangers, ceux-ci ont donné la préférence à ceux des *Baignots,* qui sont hors ville et fort bien assortis de toutes les commodités nécessaires pour loger les malades. Par là, le petit bâtiment qui les contenait, se trouvant peu fréquenté, n'a pas fourni, sans doute aux frais de l'entretien ; de façon qu'après avoir été longtemps négligé on l'a détruit de manière qu'il n'en reste plus de vestige.

On avait cru pendant longtemps, sur la foi d'une tradition populaire, que la source de cette Fontaine était un gouffre d'une profondeur immense, dans lequel on avait, disait-on, épuisé toutes les cordes du pays, sans trouver le fond. M. de Secondat ayant eu occasion de passer dans cette ville, il y a quelques années, et ayant examiné cette fontaine avec toute l'attention d'un philosophe, nous désabusa de cette erreur. Il fut avéré, par le témoignage des yeux mêmes, que l'eau de cette Fontaine jaillit à travers un terrain assez ferme, par un nombre infini de sources, qu'on voit bouillonner sensiblement. On fut encore plus précisément convaincu de cette vérité, par le moyen d'une masse de plomb que ce curieux et savant philosophe fit plonger en différents lieux de la source ; et il fut démontré que la profondeur de ce prétendu gouffre n'allait pas à 4 toises.

Cette Fontaine, considérée simplement par ses qualités extérieures et sensibles, je veux dire la prodigieuse abondance de ces eaux et le degré excessif de leur chaleur, qui surpasse infiniment celui des Eaux thermales ordinaires, a toujours excité l'admiration des hommes. Pour donner une idée de l'abondance de cette source, il suffit de rapporter ce que M. de Secondat en a dit dans ses observations de physique. « Je mesurai, dit-il, la surfa-

» ce du fond de tout le Bassin, qui se trouve de
» 4348 pieds carrés; je fis fermer exactement tous
» les canaux et tous les trous par lesquels l'eau pou-
» vait s'échapper; après qu'elle se fut élevée à une
» certaine hauteur, j'observai de combien de lignes
» elle s'élevait au-dessus de cette hauteur, dans un
» temps déterminé; je trouvai qu'elle monta de 19
» lignes en 15 minutes ; ainsi le solide d'eau four-
» ni par la source durant ce temps, fut de 543
» pieds cubiques, ce qui revient à près d'un ton-
» neau et demi par minute. »

La quantité de ces eaux n'augmente jamais, ni ne décroit; les sécheresses les plus extrêmes, comme les pluies les plus abondantes et le plus long-temps continuées, n'y ont jamais apporté de changement sensible. Ce qui prouve incontestablement que le principe de ces sources est extrêmement profond, et qu'il n'a aucun rapport immédiat avec les différents accidents des saisons, qui causent si souvent tant de variations dans les sources ordinaires.

Ce fait est encore confirmé par le degré de chaleur, qui est toujours à peu près le même, et qui n'est jamais altéré par les pluies, quelques continuelles qu'elles soient ; ce qui devrait cependant arriver, si elles avaient quelque communication avec ces sources.

Le seul inconvénient qui peut porter de l'altération à ces eaux, et qui en effet les altère quelquefois, c'est le refoulement de celles de la rivière débordée, qui, se mêlant avec celles des Fontaines, troublent et les corrompent pour peu de jours. Mais ces accidents sont rares, puisqu'ils n'arrivent jamais qu'à l'occasion d'une fonte considérable de neige : d'ailleurs, la rivière n'est pas plutôt retirée, que les Fontaines, par l'abondance des sources, se renouvellent et reprennent toute leur pureté.

L'eau du grand Bassin ou de la Fontaine chaude

que nous avons dit être dans la ville, est au même degré de chaleur que la plus chaude des *Baignots* que nous avons observé monter au cinquante-six et cinquante-neuvième degrés. Cette chaleur la rend très-utile aux habitants de la ville, qui s'en servent à mille usages différents.

Les eaux des *Baignots* qui sont les seules aujourd'hui dont on fasse usage, contiennent en premier lieu cet esprit minéral, élastique, volatile aérien, que le célèbre Frédéric Hoffman, cet ingénieux scrutateur de la nature des Eaux minérales, a démontré faire l'âme, pour ainsi dire, des véritables Eaux minérales. Cet esprit se manifeste sensiblement dès qu'on approche de ces sources, par l'odeur nidoreuse qui frappe l'odorat, et par les rapports et les vents chargés de la même odeur, que rendent les personnes qui boivent ces eaux bien chaudes. Il est vrai que cette partie spiritueuse s'évapore aisément, par rapport à la chaleur considérable de ces eaux, et c'est pour cette raison que les personnes qui veulent les prendre intérieurement, doivent les avaler au sortir de la source, et les plus chaudes qu'il est possible.

Il est vrai que cette matière spiritueuse, si essentielle aux Eaux minérales, et de laquelle dépendent les principales propriétés, se trouve mieux conservée dans les bassins des *Baignots,* depuis qu'on a eu soin de les voûter, et d'en raccommoder les murs depuis le fondement; d'ailleurs, cette matière éthérée se trouve en quelque manière compensée par la finesse et la légèreté de ces eaux, qui ont presque acquis la délicatesse et la subtilité des esprits par la raréfaction violente et la trituration longtemps continuée qu'elles souffrent en circulant dans les entrailles de la terre, où elles sont exposées à toute l'ardeur des feux souterrains.

Si l'on verse de la teinture bleue de violettes, par exemple, sur ces eaux bien chaudes, et immédiatement après les avoir puisées dans le Bassin, elles contractent une couleur verte, peu sensible à la vérité et de peu de durée : ce qui prouve néanmoins qu'elles participent encore de cette partie spiritueuse alcaline qu'on remarque d'après l'illustre Frédéric Hoffman que nous avons déjà cité dans les Eaux minérales les plus efficaces et les plus salutaires; mais par rapport à la chaleur excessive de celles-ci, cette partie volatile s'échappe bientôt dans les airs, dès que les eaux sont tirées de leur source.

De plus, si sur ces eaux, qui naturellement sont fort claires et fort transparentes, on verse de l'huile de tartre par défaillance, elles se troublent et blanchissent aussitôt, avec cette circonstance que si l'eau est chaude et récemment puisée, la partie supérieure de l'eau dans le vase, à la profondeur de trois lignes ou environ, est plus blanche et plus laiteuse que l'inférieure ; et si elle est froide, au contraire, elle paraît plus claire et moins blanche au haut du vase qu'au fond : cela vient sans doute de ce que les particules ignées, les parties spiritueuses et les aqueuses les plus mobiles et les plus agitées tendant vers la surface pour s'évaporer, soutiennent par cet effort les parties terreuses au haut du vase ; au lieu que dans l'eau froide ces corps plus pesants que l'eau en égal volume, n'étant pas soutenus, gagnent le fond et se précipitent par leur propre poids. Cette expérience prouve assez la préférence d'une partie terreuse très-fine et très-déliée dans ces eaux. Mais nous en verrons encore d'autres preuves.

Les noix de gales en poudre mêlées avec ces eaux n'y causent pas plus de changement que dans l'eau commune : ce qui prouve évidemment qu'elles ne participent point du fer, et qu'elles ne contiennent aucune espèce de vitriol.

La dissolution d'argent faite avec l'eau forte, les trouble et les rend blanchâtres ; la dissolution du mercure employé de même, les blanchit également, ainsi que celle du sublimé corrosif.

Si l'on mesure leur gravité au moyen de l'hydromètre lorsqu'elles sont encore chaudes et au sortir du bassin, elles paraissent beaucoup plus légères que l'eau commune, comme nous l'avons déjà observé ; car dans les eaux bien chaudes, l'instrument descend d'une ligne et demie plus que dans l'eau commune. Mais dès qu'elles sont refroidies, elles ne diffèrent en rien à cet égard, d'où l'on doit naturellement conclure que la légèreté extraordinaire de ces eaux est due à la partie éthérée qu'elles contiennent, aussi bien qu'à ses parties extrêmement fines et déliées, puisqu'elles perdent cette propriété à mesure que ces parties se dissipent dans les airs. Ce qui fait voir combien ces eaux doivent être soigneusement contenues, et combien elles doivent avoir gagné par le soin qu'on s'est donné d'en clore exactement les bassins.

Ces eaux mêlées avec le lait ne le caillent point ; au contraire, il semble qu'il devient plus fluide, soit qu'elles soient chaudes, soit qu'elles soient froides ; elles font sur cette liqueur le même effet. Elles coagulent un peu le blanc d'œuf, pourvu qu'elles aient toute leur chaleur naturelle, et lui font prendre une couleur plus blanche, et perdre un peu de sa transparence. Elles font le même effet sur la lymphe du sang, mais d'une manière moins sensible et moins prompte.

Si on laisse des pièces d'argent dans ces eaux pendant longtemps, elles contractent une couleur plombée, mais ce ne sera qu'à la longue et après plusieurs jours.

Pour connaître plus précisément les différentes parties minérales qui entrent dans la composition des eaux des *Baignots*, j'en ai fait évaporer à petit feu 22 livres, jusqu'à environ huit onces de rendu, que je filtrais à travers le papier gris, sur lequel je ramassai, après l'avoir fait sécher, une drachme de terre blanche très fine, la liqueur filtrée était claire et salée ; je la fis évaporer de nouveau jusqu'à siccité ; il me resta une masse terreuse, saline et amère, qui étant dissoute dans de l'eau de pluie, filtrée par le papier gris, laissa encore sur le filtre un demi drachme de terre plus blanche que la première. Et la liqueur évaporée pour la troisième fois dissoute et filtrée déposa encore de la terre sur le papier brouillard, sans qu'il me fût possible d'obtenir un sel pur et. diaphane par le moyen de toutes ces opérations : ce qui me détermina à déposer la dernière liqueur filtrée, qui à cela près qu'elle avait une couleur tirant sur la paille, était parfaitement claire et transparente dans un verre pour la laisser évaporer insensiblement dans la vue d'avoir des cristaux, qui par leur figure, leur saveur et leurs autres qualités, me servissent à découvrir la nature de ce sel. Il se forma à la longue quelques cristaux si petits et d'une figure si irrégulière, qu'il me fut impossible de la déterminer à la première épreuve ; mais ayant réitéré le procédé, et m'étant servi d'un bon microscope, je remarquai une quantité de cristaux longs comme des aiguilles, mais à plusieurs angles, et dont la plupart paraissaient tronqués par une, quelquefois par les deux extrémités, quelques-uns par le milieu ; d'autres semblaient s'être collés ensemble par leurs côtés opposés ; d'autres enfin se croisaient et présentaient un nombre infini de rayons qui partaient d'un centre. Ils avaient un goût salé, amer, ce qui, joint avec leur figure, dénotait un sel de l'espèce du sel d'Epson.

Je versai la liqueur qui restait sur une assiette, et je l'exposai à l'ardeur du soleil ; dans moins de trois heures, j'eus, par ce moyen, un grand nombre de cristaux parfaitement cubes ; mais

dont les plus grands avaient tout au plus demi
ligne de diamètre : on y remarquait très sensiblement l'arrangement des parties qui les formaient ;
il paraissait un point dans le centre, d'où partaient
quatre petites lignes, qui se terminaient aux angles précisément ; en sorte qu'on distinguait dans
ces petits carrés, deux lignes qui les partageaient
en quatre triangles égaux. Outre ces portions
de sel ainsi figurées, il y en avait une partie qui
s'était condensée, sans prendre de figure régu-
lière et déterminée à la vue ; mais au moyen du
microscope, on y remarquait un amas un peu
confus des cristaux longs et angulaires, que j'ai
décrit ci-devant.

Ce sel est, pour la plupart, un véritable sel marin : la partie cristallisée en cubes, pétillait sur
le feu, elle avait un goût salé ; et au moyen de
quelques gouttes d'huile de vitriol, elle répandait
une vapeur blanche transparente, qui ne peut
être autre chose que l'esprit de ce sel.

M. de Secondat n'a pas observé ce sel. Voici
comment il s'explique à ce sujet « M. D., médecin
» de Dax, disait-il, qui vient de publier un très-
» bon ouvrage, sur la propriété de ces eaux, as-
» sure en avoir retiré du sel marin par l'évapo-
» ration : les cristaux dont je parle n'ont ni la
» figure, ni le goût du sel marin, et ne pétillent
» point sur le feu, ce qui est un caractère de ce
» sel. J'aurais fort souhaité de me trouver d'ac-
» cord en tout avec un auteur si estimable. »
Voyez la page 21 de ses Observations. Je sens
tout ce que je dois dans cette occasion à la politesse de ce savant. Et je me ferais certainement
un honneur, tout comme un devoir, de me ré-
tracter, s'il y avait de l'erreur dans mon Observation ; mais ayant réïtéré mes épreuves cet été
dernier, je me suis encore plus sûrement convaincu de la réalité de ce sel ; si M. de Secondat
ne l'a pas remarqué, c'est qu'il n'a pas suivi le

même procédé. Le sel marin ne se cristallise bien que par le moyen d'une évaporation lente, comme celle qui se fait au soleil, il se dissout au contraire dans les lieux frais, où les autres sels se cristallisent. Il y a tout lieu de penser que c'est ce sel marin, qui donna aux cristaux. que cet auteur a remarqué, la forme d'une pyramide quadrangulaire, tronquée par le bout ; et que c'est ce même sel qui faisait que son résidu salé, après avoir poussé l'évaporation jusqu'au bout, s'humectait aisément à l'air.

Mais la partie qui s'était condensée, sans prendre de figure bien remarquable par le secours des yeux seuls, outre qu'elle avait un goût peu salé et légèrement amer, ne pétillait point sur les charbons ardents ; elles s'y attachait au contraire, et s'y convertissait en une substance noire et insipide, après avoir bouillonné quelques temps ; ce qui confirme ce que nous avons déjà avancé touchant la nature de ce sel, en parlant des cristaux longs et à plusieurs faces.

Il y a cependant lieu de conjecturer que ces sels sont moins parfaits. moins achevés que les sels ordinaires de cette espèce ; ce qui autorise cette conjecture, c'est qu'ils se décomposent plus aisément : car il est vraisemblable que toute cette portion de terre très-fine et très-blanche, que nous avons retirée de ces eaux, était la base d'un sel de cette espèce, et la matrice d'un acide qui lui donnait la forme saline : d'où vient qu'elle était répandue dans l'eau, sans en troubler la transparence, jusqu'à ce que au moyen d'un alcali plus puissant, on lui enlève l'acide, ou que par une longue ébullition, on rompt les liens qui les unissaient faiblement.

On n'ignore pas que tous les sels, même les plus parfaits. se décomposent par une ébullition souvent réitérée, mais non pas si promptement.

Au reste, cette imperfection, dans la nature de ces sels, bien loin de les rendre moins utiles, est au contraire un titre de bonté pour ces eaux, puisque cela les rend plus doux, plus bénins et moins irritants.

Et c'est là peut-être une des raisons pour lesquelles il est si difficile d'imiter les eaux minérales : car quoi qu'il ne soit rien de si aisé que de communiquer à l'eau une certaine portion de ces sels, cela ne suffit pas pour lui donner les propriétés qu'elles doivent à ce sel particulier, dont la nature les munit elle-même ; lequel, n'étant encore pour ainsi dire qu'un demi-sel, anime doucement, et excite paisiblement les parties nerveuses des organes, que les sels plus parfaits irriteraient violemment, et porteraient à des contractions forcées, incommodes, spasmodiques.

Il y a bien des personnes qui se persuadent que ces eaux contiennent du soufre ; mais il est démontré, par toutes les épreuves qui pourraient l'y déceler, quelque caché qu'il fût, s'il y en avait, qu'elles n'en contiennent pas la plus petite partie. Il n'est certainement rien de plus aisé, pour quiconque a quelque connaissance de la chimie, que de s'assurer de cette vérité : car ou ce soufre serait en substance, et simplement réduit en particules extrêmement fines, ou bien il serait dissout par quelque alcali. Dans le premier cas, la chaleur l'éleverait et on trouverait quelque partie sublimée en fleurs contre les murs et les voûtes qui les renferment, comme il arrive au bain de César, à Aix-la-Chapelle ; ou bien le seul repos, ou du moins l'évaporation le ferait précipiter au fond des vases. Et dans le second cas, on le séparerait infailliblement par l'addition de quelque acide.

Les auteurs qui prétendent, à quelque prix que ce soit, trouver du soufre dans les eaux thermales se fondent principalement sur leur odeur, qu'on appelle vulgairement de soufre, et sur la couleur noire, tirant sur le jaune ou le rouge, qu'elles donnent à l'argent : mais les œufs durcis sous la braise, n'ont-ils pas la même odeur et le même goût, et ne font-ils pas aussi le même effet sur l'argent ; cependant dira-t-on qu'il y a du soufre dans les œufs ? Dira-t-on qu'il y en a dans les matières fécales, dans les substances animales et végétales pourries, qui contractent la même odeur, et qui font la même impression sur l'argent ? Dira-t-on qu'il y en a dans l'eau de la mer, au fond de laquelle l'argent prend une couleur de plomb presque ineffaçable ? Témoin les piastres qu'on en a retiré devant Vigo, des Galions qui y coulèrent à fond, il y a 56 ans.

Cela seul fait assez voir, je pense, combien la plupart des écrivains sur ces matières s'abusent lorsque, pour faire plus d'honneur à leurs eaux, ils leur attribuent une portion de soufre qu'elles n'ont pas, et qui d'ailleurs y serait souvent inutile, et quelquefois nuisible. Le soufre, en effet, rendrait les eaux plus dures, plus desséchantes, plus échauffantes ; moins propres par conséquent à humecter, à ramollir, à relâcher et à détendre ; et par là, inutiles ou dangereuses, dans une infinité de maladies, où ces indications sont les seules ou les principales qu'on ait à remplir.

Il paraît par ce que nous venons de dire, que les eaux des *Baignots* contiennent : 1º une partie spiritueuse, aérienne, élastique, bitumineuse très-subtile ; 2º une modique portion de sel fort doux et fort bénin, composé en partie d'un acide marin et en partie d'un acide vitriolique léger, qui abandonne à la plus petite occasion la terre absorbante ou alcaline très-fine, qui lui sert de base ou de matrice.

On comprend aisément que les eaux doivent la principale partie de leur mérite à la préférence de cette substance éthérée, qui, pénétrant avec une facilité extrême toutes les parties, favorise l'introduction et le partage de l'eau, lui servant pour ainsi dire de véhicule, comme celle-ci en sert à d'autres substances moins fines. De là les principaux avantages que procurent les eaux minérales. comme de parcourir toutes les routes des liqueurs, jusqu'aux tuyaux capillaires les plus petits, jusqu'aux moindres filets des nerfs ; de les ouvrir, de les décrasser, et d'y rétablir le libre cours des sucs qui doivent y circuler.

Cette partie spiritueuse ne s'insinue pas seulement avec l'eau par les organes de la peau ou de l'estomac, elle pénètre encore abondamment par ceux de la respiration ; car comme cette partie est extrêmement volatile, elle tend toujours à se dissiper ; elle s'élève, se répand avec une espèce de profusion dans l'air, qui étant contenu par de bonnes voûtes, s'en remplit de plus en plus ; en sorte que les malades, qui se trouvent dans ces bains, boivent pour ainsi dire, à longs traits, à chaque inspiration, cette substance spiritueuse qui doit être d'un secours puissant, soit pour ouvrir les voies des liqueurs, soit pour subtiliser celles-ci et les purifier.

Les parties salines, qui, comme on l'a déjà fait remarquer, entrent dans la composition de ces eaux, doivent y être encore d'une grande utilité ; car par leurs petites masses solides et aiguës, elles sont très-propres à diviser, fondre et atténuer les humeurs lentes et visqueuses, et à solliciter doucement les membranes des tuyaux qui les contiennent, auxquels en même temps elles doivent donner du ton et du ressort par la partie terreuse et absorbante, après en avoir réveillé le jeu par les pointes salines, sans qu'elles puissent néanmoins, à cause de leur modicité et de leur faible contexture, irriter les parties les plus tendres et les plus susceptibles de spasme.

Après ce détail sur les qualités de ces eaux, on

comprendra aisément que les doivent être bien efficaces contre plusieurs maladies prises extérieurement ; mais leurs propriétés les plus importantes se manifestent par le moyen des bains, des douches, des boues, etc. Aussi sont-elles beaucoup plus employées pour l'usage extérieur.

Néanmoins, on peut sans servir intérieurement contre toutes les indispositions occasionnées par une suppression subite de la transpiration, pourvu qu'il n'y ait point de fièvre, ou qu'elle ne soit pas aigue : effectivement, il n'est guère de secours plus prompt et plus sûr, pour rétablir et redresser cette évacuation, que l'usage de ces eaux, bues abondamment, et aussi chaudes qu'il est possible. La raison en est évidente : car une grande quantité d'eau très-fine, très-déliée, animée par la présence d'une substance spiritueuse et légèrement saline, doit bientôt s'insinuer dans les viscères et les détendre, et de là pénétrer dans le torrent des liqueurs qu'elle délaie, qu'elle divise ; tandis que les solides, soutenus par l'augmentation du volume des sucs, sont rendus plus souples par la partie humide. De là l'élasticité rétablie dans les vaisseaux, leurs oscillations réveillées, la circulation accélérée, et les évacuations de la peau et des urines considérablement augmentées.

C'est par là qu'elles réussissent dans les rhumes et autres affections catharreuses de la tête et de la poitrine, occasionnées par la suppression ou la diminution subite de l'insensible transpiration. Ce qui arrive tous les jours, parce qu'on s'expose imprudemment au vent, au froid ou à la pluie, au sortir d'un lieu chaud, ou d'un exercice immodéré ; et par mille autres circonstances que le hasard amène, et que les précautions les plus attentives ne sauraient souvent prévoir ou prévenir.

Les mêmes occasions qui donnent si souvent lieu à la naissance de ces indispositions, sont encore très-souvent la cause de la suppression des menstrues, dans les personnes du sexe ; et par la même raison, l'usage de ces eaux, pourvu qu'il soit fait de bonne heure, doit être très-salutaire dans ces sortes de cas ; puisque pour rétablir cette évacuation, dans cette circonstance où le mal est encore récent, il ne s'agit que de détendre et d'ouvrir les vaisseaux de la matrice spasmodiquement reserrés, de diviser la masse du sang épaissie, et d'en faciliter la circulation, effet que ces eaux opèrent parfaitement, comme on vient de le voir, et qu'elles opéreront plus sûrement, si on a l'attention d'en faire précéder l'usage par une saignée, dans les cas de plénitude, et de le favoriser en faisant baigner les pieds dans la même eau, pendant l'espace d'une heure ou environ chaque jour.

Il est encore certaines maladies de l'estomac où ces eaux peuvent être utiles. Les personnes, par exemple, en qui cet organe se trouve débilité par la vieillesse, ou par les infirmités, y trouveront un bon secours, si elles en font leur boisson ordinaire préférablement à l'eau commune. C'est encore un remède assez efficace, que ces eaux prises le matin à jeûn, pour rétablir cette partie affaiblie, et forcée, pour ainsi dire, par des excès fréquents ; il faut, dans cette occasion, en faire la boisson ordinaire, et, outre cela, en prendre le matin quelques verrées bien chaudes.

Il est même des occasions où ces eaux, dont le propre est de redresser le ton des membranes, deviennent purgatives par accident : c'est dans les cas d'une indigestion actuelle, lors, par exemple, qu'ayant bu et mangé excessivement la veille, on se trouve le lendemain l'estomac et les premières voies remplies de matières indigestes, aigres ou nidoreuses : alors cet organe, surchargé par le volume et irrité par l'âcreté des matières, cherche à se décharger du fardeau qui l'incommode, mais il en est empêché par la contraction et le resserrement spasmodique Ces eaux, bues en quantité dans ces circonstances, détrempent les matières, détendent les solides, et les rétablissent dans l'état de souplesse nécessaire pour exercer leurs mouvements. D'ailleurs, la partie terreuse ou absorbante de ces eaux attire les acides qui se trouvent dans les sucs indigestes, et les emboîte pour ainsi dire, ce qui doit adoucir les matières et former une espèce de sel neutre, qui fait l'office d'un doux purgatif. C'est par cette mécanique qu'on se trouve heureusement purgé et débarrassé d'une indigestion qui pourrait avoir des suites fâcheuses.

En considérant la nature des eaux de Cauterets, et la comparant avec celles de Dax, il est sûr qu'on y trouve quelque rapport ; il est vrai que celles-ci ont beaucoup moins de cette partie bitumineuse, qui rend celles-là plus onctueuses, plus balsamiques ; mais en revanche, celles-ci ont la partie saline et calcorée, qui les rend plus propres à raffermir le ton et rétablir le ressort des parties nerveuses. Pour ce qui est du soufre, du mars et du vitriol, il est fort douteux que celles de Cauterets en contiennent. J'ai présenté plusieurs fois le résidu de ces eaux à la pierre d'aimant, sans qu'il ait donné la moindre marque de la présence du fer, non plus que celui des eaux de Dax. Si l'on évapore une certaine quantité des eaux de Cauterets, avec beaucoup de patience et très-lentement, on aura à la fin un résidu qui brûlera et donnera de la flamme, mais sans vapeur acide, ce qui prouve que ce n'est pas du soufre ; en effet, ce n'est autre chose qu'un peu de bitume, ou d'huile pétrole, qui se trouve parfaitement dissoute dans ces eaux.

Au reste, ces observations n'ayant d'autre objet que l'utilité publique, il ne faut pas s'attendre à nous voir exagérer les avantages des eaux de Dax, nous venons d'établir que celles de Cauterets étaient plus richement pourvues de la partie onctueuse balsamique ; et pour cette raison, nous convenons qu'elles doivent être préférées toutes les fois qu'il sera question de les prendre intérieurement ; mais nous ne devons pas aussi dissimuler que celles de Dax méritent la préférence, quand il s'agira de l'usage extérieur, comme des bains, des douches, des boues, des étuves, etc.

Un avantage considérable des bains de Dax, ou comme on les appelle communément, des *Baignots*, ce sont les différents degrés de chaleur des sources qui les forment, qu'on peut d'ailleurs varier à son gré, par le mélange des différentes sources. Cela les rend d'un usage infini, parce que, par ce moyen, on pent les proportionner aux différents âges, aux différents tempéraments et aux différentes situations, pour toutes les infirmités qui peuvent trouver du secours dans l'usage des bains.

En effet, la partie subtile de ces eaux, pénétrant dans les vaisseaux antérieurs de la peau, se mêlent aux liqueurs qu'ils contiennent, les délaie, et les rend plus fluides, et tandis que par sa chaleur et ses parties spiritueuses, elle les rarifie, elles les atténue et les divise par la partie saline dont elle est animée, ce qui contribue efficacement à rendre ces eaux sudorifiques : car en agissant sur les solides qu'elles relâchent, et qu'elles détendent d'abord, elles ouvrent et dilatent les tuyaux excrétoires de la peau, qui admettent, par ce moyen, plus abondamment la matière des sueurs, que la circulation accélérée du sang y fait aborder, et la laissent échapper d'autant plus facilement, que se trouvant déjà délayée et subtilisée, elle obéit mieux aux impulsions plus animées des solides qui la pressent. Aussi, remarquons-nous qu'on sue après le bain, avec une abondance extraordinaire, sans aucune anxiété, sans chaleur importune, et sans la moindre diminution des forces ; ce qui, en dissipant les sérosités vicieuses ou superflues, restitue puissamment le ressort et le jeu des solides, rétablit la circulation des liqueurs, et généralement toutes les fonctions.

Si l'on réfléchit sur ces propriétés des bains de Dax, on comprendra aisément qu'ils doivent être d'un grand secours contre les paralysies, les engourdissements, les tremblements, les faiblesses des membres, et autres maladies de cette espèce, occasionnées par l'inertie et la lenteur des liqueurs, ou par l'atonie et le relâchement des nerfs. Les personnes sujettes à ces accidents, sont principalement celles qui ont passé la meilleure partie de leur vie dans la débauche ; celles qui, ayant vécu dans l'abondance, ont souvent abusé des mets exquis et trop apprêtés, des vins délicieux et des liqueurs spiritueuses ; celles qui, étant chargées d'affaires importantes, ou qui appliquées à l'étude, ont passé les jours, et souvent les nuits, dans des méditations profondes, dans des contentions forcées d'esprit, tandis que faute d'exercice, les ressorts du corps s'engourdissaient chaque jour. Celles qui se trouvent consumées par des chagrins cuisants, ou par des travaux excessifs ; et enfin celles qui travaillent habituellement dans les mines, ou aux matières qui participent du plomb, du mercure, du cuivre, etc. Qu'arrive-t-il dans ces occasions ? Les plaisirs de l'amour pris de trop bonne heure, ou avec excès, épuisent les corps de la partie des liqueurs la plus balsamique et la plus spiritueuse, et détruisent enfin la force et le ressort des nerfs. L'usage excessif des mets trop recherchés et des boissons trop animées, dessèche les fibres de l'estomac, les roidit et les raccourcit, d'où vient infailliblement le vice des digestions, et par une suite nécessaire, celui de tous les liquides et même des solides ; la trop grande application d'esprit, et l'inaction du corps énervent les ressorts, épaississent les humeurs, et les accumulent faute de transpiration ; cette évacuation interrompue trouble les sécrétions, par là les digestions sont viciées, le ventre est constipé, et toute la machine dérangée. Le chagrin et le travail immodéré épuisent le corps, en expriment ce qu'il y a de plus fin et de plus liquide, et le dessèchent enfin. Les écoulements qui émanent du plomb, du mercure et de plusieurs autres minéraux se communiquent au corps, pèsent sur les parties nerveuses, en troublent l'équilibre et l'harmonie, et ruinent insensiblement leur ressort. Or, nous avons déjà vu que ces bains sont très-propres à purifier ces humeurs, et à leur donner la juste consistance qu'elles doivent avoir, ainsi qu'à humecter les parties nerveuses déséchées, à relâcher celles qui sont trop tendues, à fortifier celles qui sont relâchées et affaiblies, et à rétablir, en un mot, les solides et les liquides dans cette juste proportion, d'où dépend la libre circulation et l'exercice parfait de toutes les fonctions.

. Ces bains fournissent encore une ressource assurée contre les rhumatismes, et toutes sortes de douleurs occasionnées par le séjour d'une lymphe âcre et piquante ; effet ordinaire de l'insensible transpiration arrêtée, ou diminuée trop subitement. En effet, nous voyons ordinairement ces sortes d'accidents survenir aux personnes qui, se trouvant actuellement en sueur, ou du moins les pores de la peau fort dilatés, en conséquence d'un exercice violent, ou d'un long séjour fait dans un lieu bien échauffé, s'exposent imprudemment à un air trop froid, ou trop humide, qui, coagulent, pour ainsi dire, la matière de la sueur ou de la transpiration, et resserrant tout-à-coup les vaisseaux excrétoires, supprime ou diminue considérablement ces évacuations, dont la matière naturellement salée et mordicante refoulant dans les vaisseaux, infecte les autres liqueurs, et leur communique son âcreté. Ces liqueurs ainsi dégénérées et d'ailleurs multipliées, engorgent les vaisseaux et les irritent ; ceux-ci, incommodés par l'excès des humeurs et sollicités par leur âcreté, redoublent leurs efforts et leurs vibrations pour se débarrasser de ce poids étranger, et par ce mécanisme, ils poussent une partie de la lymphe, dans laquelle gît la principale salure, parce qu'elle est plus propre à la dissoudre, dans quelque partie du corps, et l'y engagent de plus en plus ; si elles tombent sur les parties musculeuses, elle irrite, elle dissout, elle déchire presque leurs membranes, et y excite un sentiment de douleur d'autant plus insupportable, qu'elles sont plus délicates et plus sensibles ; si elle porte sur l'origine des nerfs, elle irritera tout le système nerveux, et excitéra des convulsions. Si elle attaque quelque tronc particulier de nerfs, elle occasionnera des mouvements convulsifs, ou des tremblements dans les parties où ce nerf porte le mouvement et la vie. On ne finirait pas si on voulait rapporter tous les accidents qui naissent trop souvent du désordre dans l'écoulement de la transpiration. Mais il est certain qu'on ne peut rien imaginer de plus favorable, pour remédier à des maux si nombreux et si pressants, que l'usage des bains de Dax, dont l'eau fine et déliée, se mêlant au sang, l'adoucit, le dessale, et le rend moins propre à irriter les vaisseaux tendres des membranes, qui se trouvant imbibés de la même humidité, deviennent plus souples, moins tendus, et par là moins sensibles au volume et à l'irritation des humeurs ; tandis que par les sueurs abondantes qu'ils excitent sans violence, ils diminuent promptement le volume des humeurs, et les purifient efficacement de la serosité piquante, qui en fait le vice principal, et qui ne saurait être évacuée plus heureusement, ni plus sûrement que par les pores de la peau, qui est l'organe spécialement destiné par la nature à cette espèce de sécrétion.

Mais ces bains ont cet avantage, particulier et considérable sur la plupart des autres bains chauds, qu'ils se trouvent proportionnés aux différents tempéraments, aux sujets les plus délicats, et à différents degrés de maladie : les plus tempérés sont proprement des bains domestiques, avec cette particularité qu'étant renfermés dans un espace assez borné, l'air s'y réchauffe et s'y remplit de vapeurs aqueuses légèrement spiritueuses, au moyen de quoi, tandis que la chaleur et l'humidité de l'eau, pénétrant extérieurement, ouvrent les pores de la peau, l'air spiritueux qu'on y respire, opère les mêmes effets intérieurement. Ces bains sont particulièrement salutaires dans les rhumatismes secs, qui reconnaissent pour cause le resserrement et la constriction des fibres nerveuses des membranes des muscles, plutôt que l'âcreté d'une lymphe surabondante et corrompue dans ces cas, où il n'est nullement nécessaire de corriger et d'évacuer les humeurs ; mais où il importe surtout d'humecter, de ramollir et de détendre : ces bains tout simples, et quelquefois mêlés à l'eau de rivière, rempliront parfaitement ces indications. Pour ce qui est des rhumatismes chauds, dont parle Sydenham, qui sont accompagnés de fièvre, de tumeur, de tension et de rougeur, et dont l'inflammation du sang est la cause immédiate, ils céderont bien mieux à la méthode de ce sage praticien, c'est-à-dire à des saignées fréquentes, à des évacuations bénignes, et à une diète sévère et humectante, qu'à l'usage des bains les plus tempérés.

Ceux qui sont animés par un degré de chaleur un peu plus fort, font leurs effets avec plus d'énergie et d'efficacité, et pour cette raison, ils conviennent mieux aux personnes d'une complexion moins tendre, et aux maladies un peu plus difficiles, et qui demandent des secours plus actifs.

Lorsqu'on a à traiter des malades d'une complexion délicate, et même dans tous les cas, il est plus prudent et plus convenable de commencer l'usage de ces bains par les plus doux, et quand on a éprouvé que ceux-ci n'opéraient pas assez efficacement, on a recours aux seconds et aux troisièmes mêmes, lorsque les occasions l'exigent ; et les malades les plus faibles passant insensiblement du degré d'activité le plus léger au plus fort, le supportent sans agitation, sans anxiété, en un mot, sans aucune impression désavantageuse.

Ces eaux sont encore très-heureusement employées à donner des douches, lorsqu'il s'agit de ramollir et de résoudre plus efficacement des tumeurs froides, lentes et difficiles, ou de ranimer des parties engourdies ou paralytiques ; pour cela on fait tomber l'eau de fort haut et par un petit tuyau, dans la vue d'augmenter sa vélocité, tandis qu'on frotte continuellement la partie malade avec la main, afin d'y réveiller le mouvement et d'en ouvrir les pores, ce qui favorise considérablement l'introduction de l'eau minérale, la dissolution et la fonte des humeurs, le ressort et l'oscillation des fibres, et par conséquent le rétablissement de la santé.

On injecte encore fort utilement ces eaux dans certaines parties où elles ne sauraient parvenir autrement, telles sont les cavités des oreilles, et certains ulcères difficiles et profonds ; car nous remarquerons en passant que la chirurgie peut en retirer de grands avantages ; on sait avec quel succès les chirurgiens de Montpellier emploient celles de Balaruc dans ces sortes de cas, depuis que M. de Lapeironie en a fait connaître l'utilité... Rien en effet n'est plus propre à nettoyer, à déterger les parties ulcérées, et à ranimer les oscillations et les mouvements de vie, qui languissent souvent dans les bouts des petits vaisseaux, qui sont en, quelque façon, opprimés par le séjour des sucs lents et grossiers, qu'ils n'ont pas la force de perfectionner et de repousser, ce qui les met dans l'impuissance de former de bonnes chairs, et de moyenner une heureuse cicatrice.

Le plus actif et le plus efficace, est celui des boues ; c'est moins un bain d'eau que d'une terre onctueuse délayée dans une eau thermale ; celui-ci a des propriétés qui lui sont particulières, sans doute parce que les parties de terre qui le composent, ayant plus de masse et de solidité que les parties aqueuses, contractent plus de cette chaleur souterraine, qui leur est propre, et en communiquent davantage ; sans compter que l'eau minérale, qui se filtre sans cesse à travers cette terre, y dépose continuellement ce qu'elle a de plus balsamique et de plus spiritueux : d'où vient que les pores de la peau se trouvant suffisamment détendus par l'humidité, sont plus puissamment ouverts et pénétrés par les parties actives, qui se trouvent comme concentrées dans ces boues, ce qui joint à la raréfaction modérée des liqueurs, et à leur circulation accélérée par les mêmes causes, doit fondre et diviser les sucs ralentis, animer les solides engourdis, résoudre et dissiper les embarras, et procurer une abondante et utile transpiration.

C'est pour ces raisons que ces boues sont d'un grand secours, lorsqu'il s'agit de ressusciter des membres engourdis ou paralytiques, et de dissiper des douleurs obstinées, après qu'on a fait précéder les bains plus tempérés ; en effet, lorsque ces infirmités se trouvent parvenues à un certain degré, et qu'elles ont longtemps affligé certaines parties du corps : ces membres s'affaiblissent tellement qu'ils tombent dans le relâchement et l'atonie, et que les vaisseaux débilités à ce point, ne peuvent que très-difficilement reprendre leur jeu et leur ressort. Ces boues sont dans ces occasions d'un grand secours, puisque rien n'est plus propre à ranimer et à revivifier, pour ainsi dire, les parties nerveuses et à leur redonner la force et l'élasticité qu'elles ont perdues.

Mais elles sont surtout d'une efficacité admirable contre l'imbécillité ou la faiblesse des parties qui succède à des tiraillements violents, et à des distorsions forcées dans les nerfs-foulures, et les dislocations, par lesquelles les tendons et les ligaments ayant été portés beaucoup au-delà de leur ton, ont perdu leur ressort et leur jeu, à peu près comme il arrive à un arc trop, ou trop longtemps bandé; car, dans ces occasions, il ne s'agit pas, pour remédier à ces désordres, que de rétablir l'élasticité de ces parties, c'est-à-dire, de resserrer le tissu des fibres tendineuses et ligamenteuses, et de rapprocher et raffermir les petits vaisseaux dont elles sont composées, qui ont été éloignés, distendus et déplacés : or, rien ne peut mieux opérer ces effets que la chaleur animée de ces boues, imprégnées des parties balsamiques et spiritueuses. Elles paraissent même d'autant plus spécialement appropriées à ces sortes d'infirmités, que leur vertu consiste principalement dans une chaleur moins humide, et presque sèche, beaucoup plus propre aux vices des parties spermatiques, telles que sont celles dont il est question, qu'une humidité surabondante, qui leur est souvent contraire. C'est, pour ainsi dire, une vertu tonique, ou de ressort dans ces boues, et comme un réservoir d'élasticité ; en effet, les parties spiritueuses et balsamiques, recueillies et rassemblées dans les porosités de cette terre, sont autant de matière animée ou de matériaux de ressort ; et cette terre elle-même composée de parties très-fines, échauffées et excitées par la présence de celles-là, sont autant de corpuscules élastiques ou des petites machines oscillatoires. Que peut-on imaginer de plus propre à rétablir l'élasticité, à réveiller le jeu et à ressusciter le ressort des parties ?

Après ce détail abrégé des propriétés des boues et de leur manière d'opérer, on comprend sans peine quelles doivent être très-efficaces contre les enflures et les tumeurs lentes, œdémateuses et invétérées ; où il est question, non-seulement de résoudre et dissiper des sérosités superflues, mais encore de fortifier et soutenir les parties, et d'en rétablir le ressort.

Le souvenir des étuves naturelles, que j'ai remarquées dans le royaume de Naples, et les effets admirables que j'ai vu opérer à ces sortes de bains vaporeux, m'avait fait souhaiter qu'on voulut profiter de cette commodité pour en construire un dans cette ville, à peu près dans ce goût, qui imiterait ces étuves, ou qui pourrait en tenir lieu ; et j'avais témoigné mes désirs à cet égard, dans la première édition de cet ouvrage.

Ces étuves sont des creux ou de petites chambres pratiquées dans des rochers, qui sont tellement pénétrés des feux souterrains, que l'on ressent une chaleur considérable en y entrant ; l'air qu'on y respire est d'ailleurs si vaporeux et si raréfié, qu'on a d'abord beaucoup de peine à y respirer, et qu'on craint presque de suffoquer : cela vient de ce que les vésicules pulmonaires n'étant pas suffisamment dilatées par cet air, qui a perdu de son ressort, pour exprimer le sang des vaisseaux qui rampent sur leur surface, il y séjourne et s'y accumule ; mais bientôt les vaisseaux de l'habitude se trouvant dilatés par le défaut de pression de la part de l'air, et par le relâchement, se prêtent aux besoins du sang, le reçoivent dans leurs capacités, et en expriment une grande partie par les sueurs, par là, il se porte moins aux poumons, ce qui rend la respiration facile et aisée.

Il y a des étuves de cette espèce à 2 milles ou

environ de la ville de Naples, près du lac d'Agnano ; il y a encore dans l'île d'Ischia, à 14 ou 15 milles de cette capitale : et l'on voit dans les saisons, les habitants de cette ville, et de tout le royaume, y accourir en foule, comme à un secours assuré et un remède infaillible, non - seulement contre les paralysies, les rhumatismes et autres infirmités de cette espèce, mais contre les douleurs vénériennes invétérées, et qui souvent ont éludé l'efficacité des remèdes les plus appropriés.

Pour former un bain vaporeux, qui aurait toutes les prérogatives de ces étuves, à la faveur des eaux de Dax, il faudrait à l'endroit des bains qu'on avait pratiqué à côté du bassin, construire un pavillon carré et voûté, de 18 pieds d'élévation sur 12 de large. On introduirait au fond de ce petit bâtiment, dont les fondements seraient bien cimentés, de l'eau du bassin, à la profondeur de trois pieds ou environ, qui se renouvellerait sans cesse, au moyen de deux tuyaux de deux ou trois pouces de diamètre, dont l'un recevrait l'eau de la fontaine, et l'autre la laisserait écouler par l'extrémité opposée. A 4 ou 5 pieds au-dessus de la surface de l'eau, on ferait une galerie de 4 pieds de large, bordée d'un balustre à hauteur d'appui, qui régnerait intérieurement autour du pavillon. Ce serait là qu'on se placerait pour prendre ce bain ; on pourrait même percer de plusieurs trous en forme de jalousie, le plancher de cette galerie, pour faciliter l'élévation des vapeurs, qui se répandraient d'ailleurs abondamment à la partie supérieure du dôme, par le vide qui se trouverait au centre de 4 pieds de diamètre : et l'on pratiquerait dans la voûte, à une certaine hauteur, quelques petits jours, qu'on pourrait ouvrir ou fermer plus ou moins, selon que la liberté de la respiration l'exigerait (1).

____

(1) Ce projet se trouve aujourd'hui heureusement exécuté aux *Baignots*, au moyen d'une galerie qui ré-

Les médecins versés dans l'art de guérir, qui connaissent l'économie animale, et la nature des maladies qui la dérangent, comprendront aisément quelle est l'utilité d'un pareil établissement. En effet, un bain de cette qualité a des avantages considérables sur les bains ordinaires : car le corps se trouve affecté par le contact immédiat d'une substance aqueuse, tout comme dans les bains ordinaires, au moyen des vapeurs dans lesquelles il se trouve comme submergé ; mais cette substance aqueuse, n'étant composée que de la partie la plus légère, la plus subtile, la plus raréfiée et la plus spiritueuse, elle pénètre le corps avec plus de facilité, elle en détend plus efficacement les fibres, elle ouvre plus promptement les pores, elle rarefie plus paisiblement les liqueurs, elle en hâte la circulation sans tumulte, elle les divise et les subtilise plus intimement. De plus, dans les bains ordinairss, le corps se trouve plongé dans l'eau, qui est beaucoup plus dense (2) que l'air le plus pesant dans lequel nous vivons, ce qui comprime l'habitude du corps ; les vaisseaux extérieurs ainsi comprimés, perdent de leur calibre, et sont forcés de renvoyer au centre une partie des liqueurs qu'ils contenaient, ce qui fait d'abord un effet contraire à celui qu'on se propose, d'appeler les humeurs du centre à la circonférence, et excite même quelquefois, dans les personnes délicates, des accidents fâcheux, comme des suffocations, des hémorragies, des affections comateuses, etc. Au contraire, dans les bains vaporeux, dont nous

______

gne intérieurement sur l'une des faces du bassin où se répand, par un robinet, l'eau la plus chaude et la plus animée ; en sorte qu'en se tenant assis sur cette galerie, et laissant un libre cours à ce robinet, on se trouve précisément dans une étuve, qui a toutes les propriétés qu'on peut attendre de ces sortes de secours.

(2) Environ 800 fois.

parlons, le corps se trouve dans un milieu beaucoup plus rare, parce que la chaleur en raréfie l'air, et que les vapeurs humides le rendent plus léger, au moyen de quoi les liqueurs trouvant moins de résistance dans les vaisseaux de la circonférence, s'y portent en abondance, et s'echappent avec facilité, par les raisons qu'on a déjà remarquées : de là, les sueurs plus faciles et plus abondantes ; de là, l'embarras des petits vaisseaux lymphatiques ou nerveux, plus sûrement enlevés ; de là enfin, tous les effets salutaires qu'on éprouve dans les étuves du royaume de Naples.

Pour user des eaux et des bains de Dax avec succès, il ne suffit pas de connaître les maladies où elles sont utiles, il faut encore savoir la manière d'en bien régler l'usage, et les précautions qu'il est nécessaire de faire précéder, pour en rendre l'opération plus sûre et plus heureuse. Ceux en qui le sang abonde, et qui ont les vaisseaux trop pleins de suc, ou parce qu'ils se nourrissent de mets succulents et de boissons animées ; ou parce que des évacuations ordinaires et périodiques, auxquelles ils étaient assujettis, sont supprimées, auront besoin de la saignée, pour se disposer à l'usage des bains ou des eaux ; en voici la raison : les vaisseaux trop remplis, et distendus par des sucs trop abondants, se contractent moins et plus difficilement ; les liqueurs sont donc moins efficacement pressées, sollicitées, et la circulation sera plus lente, plus embarrassée ; or, si dans ces circonstances le volume des liqueurs se trouve imprudemment augmenté par l'addition des eaux, il est évident que la circulation deviendra plus difficile, et qu'on exposera les malades à des fluxions, des hémorragies, des inflammations, etc ; au lieu que si l'on a la précaution de désemplir les vaisseaux par la saignée, les liqueurs se trouveront au large, les vaisseaux se contracteront librement, et seront capables d'admettre dans leurs calibres les

eaux qui leur viendront de surcroît, et de les as-
sujettir aux lois de la circulation, dont ils seront
devenus les maîtres.

Quoique les bains ne fassent pas dans le volume
des liqueurs une augmentation réelle aussi considérable, ils dilatent néanmoins également, et même
plus violemment les tuyaux par la raréfaction extraordinaire qu'ils excitent fort promptement : d'où
vient qu'on aurait les mêmes, ou de plus grands
inconvéniens à craindre si on ne les prévenaient
par la saignée. Mais les personnes en qui ces indications ne se présenteront pas, pourront certainement, sans crainte d'aucun inconvénient,
être dispensées de ce remède ; d'autant plus que
l'action de ces eaux, ménagée avec prudence, n'a
rien de trop fougueux et de trop violent.

La même prudence et le même discernement,
qu'on vient de recommander à l'égard de la saignée, doivent avoir lieu dans l'administration de
la purgation ; et c'est aux différentes indications
à en régler le besoin ou l'inutilité. Quand on a
actuellement la bouche mauvaise, la langue pâ-
teuse, l'estomac chargé, le ventre paresseux, etc.,
on ferait une faute dangereuse si on prenait les
bains sans en avoir fait précéder la purgation,
car la chaleur des bains, atténuant et raréfiant les
sucs impurs qui se trouvent dans les premières
voies dans ces occasions, les introduirait dans la
masse des liqueurs qui en serait infectée, d'où
naîtraient des désordres très-considérables, et
qu'il est important de prévenir.

Quand la purgation est jugée nécessaire avant
ou après l'usage, soit des bains, soit des eaux, il
faut bien se garder d'employer les purgatifs violents, résineux et hydragogues, que des gens re-
commandent dans ces occasions, sous prétexte
que purgeant efficacement les eaux, ils favorisent
l'introduction de celles qu'on doit prendre, ou

qu'ils font évacuer celles qu'on a déjà pris. Ces raisons sont trop frivoles pour mériter qu'on les réfute. La vérité est, que ces remèdes violents, qui tiennent de la nature des poisons, sont très-peu proportionnés à la délicatesse de nos organes, et qu'ils excitent ordinairement des irritations, des tranchées, des superpurgations, des éretismes et des constipations ; ce qui doit être évité soigneusement. C'est pour cela que je préfère les remèdes les plus doux et les plus bénins, tels que la manne, la rhubarbe, le séné et les sels moyens, comme le sel Végétal. le sel de Segnette, le sel de Glauber; ou mieux encore, les sels naturels et fort bénins, qu'on tire par la voie de l'évaporation de plusieurs fontaines minérales, en France, en Angleterre et en Allemagne, ou qu'on prépare artificiellement à l'imitation de ceux-là ; tel est par exemple, celui qu'on débite sous le nom de sel d'Epson ou d'Angleterre. Il n'est rien de plus aisé que de faire avec ces seuls ingrédiens tout simples, des remèdes proportionnés à la nature des différents sujets.

Il arrive quelquefois que les personnes qui prennent les bains ont le ventre paresseux ou constipé, parce que la grande dissipation qui se fait par les sueurs, laisse les excréments assez dépourvus d'humidité, et moins fluide par cette raison. Un moyen de remédier à cette incommodité, c'est d'user d'aliments frais et humectants, et de détremper par une boisson abondante. Mais si cela ne suffit pas, il suffira d'employer quelques lavements émollients ou légèrement laxatifs.

On demandera peut-être la quantité d'eau qu'il convient de prendre chaque jour ; mais il serait difficile de la déterminer d'une manière bien fixe, puisqu'elle doit varier selon l'âge, le sexe et la complexion des malades. La méthode la plus sûre qu'on puisse observer à cet égard, c est de se régler sur la capacité de son estomac, qu'il ne faut jamais violenter, et de partager en trois portions à peu près égales la quantité qui sera jugée nécessaire pour la prendre en trois temps à demi-heure d'intervalle ; on peut établir en général que les personnes délicates en ont ordinairement assez de 5 ou 6 litres, et que les plus robustes peuvent en prendre jusqu'à neuf ou dix.

On doit régler sur les mêmes principes et avec la même discrétion le temps qu'on doit les continuer, aussi bien que le nombre des bains qu'on doit prendre, et de la durée de chacun.

Le temps le plus convenable pour l'usage des bains et celui des eaux, est sans doute le matin ; on peut cependant renvoyer les bains au soir si la commodité l'exige, pourvu qu'on ait l'attention de n'y entrer qu'après que la digestion du dîner sera parfaite. Les saisons les plus opportunes sont le printemps et l'automne ; celle-ci mérite même la préférence, quand on a le temps de choisir ; on peut cependant user de ces remèdes pendant l'été, si l'on en excepte seulement quelques jours excessivement chauds ; et si les accidents sont pressants, et que le retard soit dangereux, il n'est point de temps dans l'année où, comme on l'a remarqué dans l'observation quatrième, on ne puisse en attendre de bons effets.

L'exercice est utile à ceux qui prennent les eaux, pourvu qu'il soit modéré ; il doit être fait en plein air quand le temps est doux et serein ; et dans les appartements, si le temps est froid ou humide. Car, comme ces eaux excitent la transpiration et ouvrent les pores de la peau, il faut éviter avec soin tout ce qui pourrait intercepter cette évacuation. Cette recommandation est surtout nécessaire à ceux qui prennent les bains ; parce que les erreurs qu'on pourrait commettre à cet égard dans ces occasions, seraient d'autant plus considérables, que les évacuations extraordinaires se font alors par la peau.

Il est encore très-important, pour retirer du fruit de ces remèdes, d'éviter soigneusement les passions violentes, les soins trop sérieux, les méditations trop profondes, les jeux trop intéressés, et généralement tout ce qui peut troubler la tranquillité d'esprit, la gaieté et l'enjouement qu'on doit se procurer par toutes sortes de moyens. Les aliments doivent être choisis ; on doit surtout bannir des repas les mets trop assaisonnés et chargés d'épiceries, le salé, le laitage, les vins trop puissants et les liqueurs ardentes. Le matin, après l'opération des bains, on peut prendre un bouillon ou l'équivalent ; on doit faire un bon repas à midi, pourvu qu'il n'y ait pas de raisons particulières qui s'y opposent ; mais on doit souper légèrement, afin de se trouver plus libre et plus préparé le lendemain pour faire usage de ce remède. Il arrive quelquefois aux personnes du sexe que les menstrues viennent à fluer pendant qu'elles prennent les eaux ou les bains ; la prudence veut qu'elles suspendent ces remèdes pour les reprendre après la fin de ces évacuations. En suivant ces règles, j'ose assurer que ces eaux rempliront parfaitement les vues des médecins, et les espérances des malades qui voudront y mettre leur confiance.

Pour confirmer tout ce qu'on vient de dire de la propriété et des vertus de ces eaux, on a cru à propos, avant de finir ce Mémoire, de rapporter un petit nombre d'expériences des plus frappantes, qui sont d'autant plus propres à persuader qu'elles peuvent être attestées par toute la ville, et la plupart même par les personnes sur qui elles ont été opérées, qui vivent encore. Et pour mieux remplir cet objet, on y ajoutera le témoignage de quelques médecins du pays qui sont à portée de connaître ces eaux et d'en voir tous les jours les effets.

PREMIÈRE OBSERVATION.

M. le comte de Saint Herem, menin de Monseigneur le dauphin, était perclus des extrémités inférieures, de manière qu'il fallait le transporter partout où il voulait aller ; il avait outre cela les jambes extraordinairement gorgées ; mais avec cela bon appétit, assez de sommeil, et la tête saine et ferme. Il vint aux bains de Dax pendant l'automne de 1749, et après avoir pris les bains et les boues, il se trouva considérablement soulagé. Les progrès qu'il avait faits s'accrurent successivement au point que je l'ai vu depuis lors, en 1751 et 1752 à Paris, faisant son service à la cour, et jouissant d'une assez bonne santé.

SECONDE OBSERVATION.

Mademoiselle Pélissier, âgée de 25 ans, fille d'un négociant d'Agen, fut attaquée, à la suite d'une fièvre maligne très-longue, d'un tremblement des deux bras. L'agitation de ces membres était si violente, qu'ils se seraient cassés, si on eut voulu par force en arrêter le mouvement, qui était continuel et sans relâche ; en sorte qu'elle ne pouvait se servir de ses mains pour aucun usage, et que bien loin d'en pouvoir tirer aucune sorte de service, elle en était au contraire fort incommodée ; on avait tenté pendant plusieurs mois tous les secours qu'on avait cru propres à la soulager, mais sans aucun succès ; on avait surtout observé que les purgatifs, même les plus bénins, irritaient considérablement le mal, et rendaient le tremblement plus violent et plus incommode. Désespérée en quelque façon, infiniment mortifiée du peu de succès des moyens qu'on avait mis en usage pour la soulager, elle demanda, ou on lui conseilla d'aller aux bains des Pyrénées ; elle y fut en effet sur la fin de l'été de 1750 ; mais elle prit ces bains avec aussi peu de fruit que les autres remèdes précédents, de manière qu'elle vint à Dax pénétrée de la plus vive mortification : c'est dans ce triste état qu'elle s'offrit à moi au commencement du mois de septembre ; je tâchai de ranimer son courage et de ressusciter ses espérances, en lui promettant un meilleur effet de l'usage de nos boues : elle s'y livra avec confiance et avec empressement, et ses espérances ne furent pas vaines ; car dans douze jours elle se trouva radicalement guérie.

La joie de cette jeune femme fut excessive autant que raisonnable quand elle se vit délivrée d'une incommodité, qu'elle avait regardée avec quelque espèce de fondement comme incurable.

On ne peut pas douter que cet effet admirable ne soit dû précisément aux boues ; et il paraît évident qu'il n'y avait que ces mêmes boues qui pussent l'opérer ; puisque les bains des Pyrénées n'avaient pu rien produire d'utile dans cette occasion.

TROISIÈME OBSERVATION.

Le sieur Crabé de la Teste étant affligé de douleurs très-vives aux extrémités inférieures, accompagnées de tumeurs aux genoux et aux pieds, qui l'empêchaient de marcher, vint aux bains de Dax ; il y prit les bains et les boues, et par ce secours ses douleurs se calmèrent, les enflures diminuèrent considérablement, et il recouvra l'usage de ses jambes, qu'il avait beaucoup appréhendé de ne recouvrer jamais.

QUATRIÈME OBSERVATION.

M. de Pingun, ingénieur et brigadier des armées du roi, se trouvant attaqué d'un rhumatisme violent, qui lui faisait souffrir les douleurs les plus cruelles. et ne lui laissait ni paix ni repos, se fit transporter, non sans de vives souffrances, à nos bains, l'hiver de 1750. Dès les premiers bains, il fut considérablement soulagé, et ses douleurs furent totalement dissipées après le neuvième bain.

CINQUIÈME OBSERVATION.

Le R. P. Lacouture, jésuite, docteur et professeur en théologie à l'Université de Bordeaux, ayant été attaqué d'une paralysie sur tout le côté droit, au commencement du printemps de l'année 1752, passa dans cette ville environ un mois après, allant à Tercis, où les médecins de Bordeaux l'avaient envoyé ; il marchait en s'appuyant, mais peu et avec peine, traînant, pour ainsi dire, sa jambe droite, qui était enflée ; il ne pouvait faire aucun usage de son bras, ni de sa main droite qui lui pendaient au côté, lorsqu'ils n'étaient pas soutenus ; il remuait cependant un peu les doigts, et même quand il voulait, en faisant quelque effort, il agitait un peu ce même bras ; mais il paraissait que ce mouvement venait de l'épaule. Le sentiment s'était conservé dans toutes les parties malades ; l'appétit était bon, aussi bien que le sommeil ; et le sujet excellent quoiqu'âgé de plus de soixante ans.

Il prit les bains des Pyrénées pendant plusieurs jours, avec toutes les précautions possibles ; mais le fruit qu'il en retira fut peu considérable ; il marchait, à la vérité, plus librement, et sa jambe avait un peu désenflé.

Il revint à Dax, et me demanda s'il n'y aurait pas quelque chose à espérer des boues ; je lui donnai de bonnes espérances. Mais comme il était échauffé et fatigué par l'opération des bains qu'il venait de prendre, je lui conseillai de pren-

dre du repos pendant quelques jours ; je le fis en-
suite saigner et purger, et tout de suite, il prit les
bains et les boues de cette ville, qui lui firent un
bien très-considérable. Sa démarche devint plus
libre et plus aisée; son bras et sa main reprirent
beaucoup de vigueur ; et quoi qu'il n'eût pas encore recouvré l'agilité de ses doigts, il y avait tout
lieu de présumer qu'elle reviendrait bientôt, et
que dans peu il en reprendrait l'usage, comme
avant sa maladie. En effet, le succès confirma
très-bien ces espérances; car le 27. août suivant,
M. l'évêque de Dax me fit l'honneur de me mon-
trer une lettre que ce religieux avait écrite de sa
main.

SIXIÈME OBSERVATION.

Madame de Saint Denx, religieuse au couvent
de la Foi, à Pau, âgée d'environ soixante-dix ans,
ayant été attaquée de paralysie pendant l'automne
de 1752, elle fut envoyée aux bains de cette ville,
par M. Labaig, médecin, dont j'ai déjà eu occasion de parler, et qui me la recommanda ; elle y
arriva sur la fin de la saison ; et elle était si incommodée, qu'il y avait tout lieu de craindre que
le mal ne fût plus fort que le remède. Elle était
réellement et parfaitement paralytique de la moitié
du corps, avec cette circonstance, qu'elle avait la
langue et les autres organes de la parole si embar-
rassés, qu'elle ne pouvait exprimer aucune de ses
pensées, ni demander aucun de ses besoins autrement que par signe ; son grand âge ne contri-
buait pas peu à faire douter du succès de l'entreprise. Cependant, malgré toutes ces difficultés, les
bains et les boues lui réussirent si merveilleuse-
ment, qu'au bout de quinze jours, au grand éton-
nement de tous ceux qui l'avaient vue, elle marchait avec tant d'aisance, qu'elle se promena par
la ville, et qu'elle alla faire sa prière dans la

cathédrale ; elle avait, outre cela, recouvré l'usage
de sa langue, et parlait avec beaucoup de liberté.

SEPTIÈME OBSERVATION.

Cette observation est tirée mot à mot des observations de physique de M. de Secondat, page 24,
qu'il dit lui avoir été attestée par celui sur qui elle
a été opérée.

M. O. Sullivan, prêtre irlandais, habitant de
Bordeaux, d'un tempérament très-robuste, âgé
maintenant de 47 ans, fut tourmenté depuis la
fin de décembre 1745, jusqu'à la fin du mois de
mars suivant, d'un rhumatisme cruel, qui le ren-
dait perclus du côté droit, depuis l'épaule jusqu'aux reins ; il fut saigné plusieurs fois, et prit
quantité de médicaments ; mais il ne sentit de sou-
lagement que de la longueur du temps, et de la
douceur de la saison ; il lui resta une grande faiblesse et insensibilité à la main droite, surtout aux
deux derniers doigts ; il ne pouvait pas même
signer son nom. On lui conseilla d'aller prendre
les bains de Tercis, renommés pour les paralysies ;
il partit au mois de septembre 1746. Arrivé à
Dax, qui n'en est qu'à deux lieues, la curiosité le
conduisit à la fontaine bouillante ; une espèce
d'instinct lui inspira d'y plonger la main à plusieurs reprises : il sortit du revers de la seconde
et de la troisième phalange des deux derniers
doigts, des petits grains ronds d'un sang noir et
épais ; il sentit un peu de liberté dans le mouvement de sa main. Les jours suivants, il retourna
à la fontaine le matin, l'après-midi et le soir ;
chaque fois qu'il plongeait sa main, il en sortait
des grains de sang des mêmes endroits ; il but
abondamment de cette eau, soit dans ses repas,
soit dans le cours de la journée, il transpira beaucoup ; au bout de trois jours, il eut recouvré assez

de force pour écrire. Il partit pour Tercis, prit les bains, et en même temps les eaux pendant neuf jours ; il fut délivré du reste de ses douleurs de rhumatisme à l'épaule, au dos et aux reins. Mais sa main fit peu de progrès. Revenu à Dax, il continua pendant cinq jours le premier régime ; au bout de ce temps, le sang qui sortait de ses doigts était vermeil et coulant, et sa main avait recouvré sa première force.

A juger par cette observation, qui ne peut être révoquée en doute sur le témoignage seul de son auteur, mais qui, s'il était besoin, pourrait être confirmée par un très-grand nombre d'habitants de cette ville, qui en ont été les témoins, à juger, dis-je, par cette observation et par la suivante, des propriétés des eaux de Dax, il paraît qu'elles sont spécialement appropriées pour les paralysies et les maladies des nerfs.

HUITIÈME OBSERVATION.

Cette observation est de M. Dupont fils, médecin à Tartas, qui a eu la bonté de me la communiquer; on verra facilement, par la lecture, qu'il est aussi bon observateur que physiologiste habile.

Une femme de Tartas, nommée Jeanne Jonc, âgée de 37 ans ou environ, d'un tempérament sec, vif et sanguin, se trouvant au mois de juillet de l'année 1747, chez sa sœur à la campagne, paroisse voisine de Mont-de-Marsan, était un jour assise sur une chaise, tenant un petit enfant sur ses genoux, lequel lui ayant échappé, lorsqu'elle y pensait le moins, et étant tombé rudement, elle se pencha tout de suite du côté pour le relever. Lorsqu'elle voulut se redresser, elle sentit une douleur extrême, qu'elle rapportait au côté externe de l'épine antérieure supérieure de l'os des isles, vers le grand trochanter, et qui s'étendait postérieurement vers le milieu du fémur, jusqu'à la crête du tibia, et à la partie supérieure du péroné , se terminant à la partie inférieure du même os (1). La fièvre suivit de près la vivacité de cette douleur. La saignée fut pratiquée plus d'une fois inutilement, de même que les liniments et les fomentations de toute espèce, pendant l'espace de près de trois mois, que cette pauvre femme fut constamment sur le grabat. Le peu de succès de tous ces secours, la détermina à se faire porter à Dax, pour y prendre les bains et les boues ; ils lui réussirent mal dans le commencement, sans doute parce qu'elle n'y avait pas été préparée comme il convenait. Elle les discontinua et reçut les préparations nécessaires, après quoi elle en reprit l'usage. On eut la sage précaution de la faire passer successivement , et pendant un temps suffisant, des bains doux, aux seconds qui le sont moins, avant d'en venir aux boues, que la longueur de la maladie et la délicatesse du sujet indiquaient ; à la faveur de cette méthode, on garantit la malade des troubles qu'elle avait essuyés dans le premier traitement. Elle prit les boues le temps ordinaire , et au moyen des sueurs abondantes qu'elles procurèrent , et qui continuèrent pendant plusieurs jours , depuis son retour à Tartas, elle se trouva entièrement délivrée de ses douleurs, et recouvra parfaitement la liberté du mouvement de la cuisse et de la jambe, sans qu'il ait été question d'aucune rechute.

RÉFLEXIONS

Du même M. Dupont.

Ce cas, qui a beaucoup de rapport avec une observation que j'ai entendu rapporter à feu M. Hu-

---

(1) Depuis ce moment, il ne lui fut plus possible de faire le moindre mouvement du côté où l'effort avait porté sans être aux hauts cris.

naut, dans ses leçons publiques, et qui exerça beaucoup la sagacité de ce grand anatomiste, n'est peut-être pas aisé à expliquer. Je ne sais, Monsieur, si je me suis trompé en l'attribuant à une extension subite et forcée du Fascia-lata, qu'il y a lieu de présumer être entré en contraction dans le temps que les autres, ou la plupart des autres muscles de la cuisse, qui concourent avec lui, soit comme modérateurs, soit comme congénérés aux mouvements de rotation de cette partie, se trouvaient dans l'inaction; et en regardant la douleur vive et opiniâtre, qui suivit immédiatement l'effort dans toute l'étendue de la cuisse et de la jambe, uniquement dépendante, de même que la fièvre, du tiraillement que souffrait toute la portion membraneuse du Fascia-lata, qui fournit, selon l'observation du célèbre M. Vinflow, une espèce de gêne aux muscles de la cuisse et de la jambe; il n'est pas surprenant que les bains et les boues de Dax aient procuré la guérison dont il s'agit, à raison de leur vertu tonique et balsamique; il n'est pas douteux qu'elle ne soit une suite du relâchement survenu aux fibres de tout genre qui composent ce muscle membraneux et poncrotique, dont le ressort avait été forcé; ce que les autres moyens qu'on avait mis en usage n'avaient pu opérer, parce qu'à la saignée près, qui est le relâchant par excellence, ils n'agissaient en partie que comme stimulants, et de manière à augmenter plutôt l'érétisme et la constriction spasmodique des fibres des parties affectées.

Les lettres suivantes sont copiées d'après les originaux; j'aurais cru manquer à la fidélité, si j'y avais changé quelque chose. Quant à ce qu'il y a d'exagéré dans les louanges qu'elles contiennent, on les regardera sans doute comme un effet de la politesse de leurs auteurs, et le public saura bien, sans que je m'en mêle, les réduire à leur juste valeur.

PREMIÈRE LETTRE.

J'ai appris, monsieur, que vous deviez faire réimprimer votre ouvrage sur les eaux thermales de Dax. Le rang honorable qu'il tient dans le Dictionnaire universel de médecine, l'association qu'il vous a mérité à une célèbre Académie, et l'éloge qu'en a fait l'illustre M. de Secondat, dont le suffrage éclairé entraîne celui de tous les connaisseurs en matière de physique et d'histoire naturelle, ne me permettent point de douter que cette seconde édition ne soit aussi favorablement accueillie que le fut la première. Je suis persuadé d'avance, Monsieur, qu'elle ne pourra qu'être très-utile et très-intéressante par les nouvelles découvertes que vous avez faites. Vous ne laisserez sans doute rien à désirer, ni sur le degré de chaleur que possèdent vos eaux, soit à leur surface, soit à la bouche de la source, selon les différents thermomètres qu'on emploie pour ces sortes d'épreuves, ni sur le caractère particulier du sel qu'on en retire par l'évaporation : vous savez mieux que moi combien cette dernière recherche est importante, et quelle scrupuleuse exactitude elle exige, pour déterminer d'une manière précise leur véritable manière d'agir, surtout intérieurement ; mais ce qui rendra cette nouvelle édition infiniment précieuse, ce seront les exemples de cures opérées par vos bains et par vos boues, qu'elle renfermera : il n'est pas de moyens plus assurés, monsieur, pour ajouter à la célébrité que votre première dissertation leur avait acquis, et mettre dans le plus grand jour, les ingénieuses et savantes œtiologies, d'où vous déduisez, d'une manière si claire et si analytique, leurs merveilleuses propriétés : comme il n'est point de médecin dans cette province à qui votre essai ne soit connu, je suis persuadé aussi qu'il n'en est point, au moins de ceux qui l'auront lu avec un esprit dégagé de préoccupation et d'intérêt, qui ne soit convaincu de toute la justesse et de la solidité des principes que vous y établissez, et à qui l'expérience (ce guide toujours sûr, quand il est accompagné d'une notion exacte du mécanisme animal), n'ait appris qu'il est peu de piscines dans cette contrée, ausssi salutaires que l'est celle de Dax. Mon cher père, dont une pratique de plus de 56 ans semble accréditer le suffrage, m'a assuré en avoir toujours éprouvé l'efficacité dans les divers cas que vous indiquez ; et si le mien pouvait être de quelque poids, il me serait aisé de vous faire part, si vous le souhaitiez, Monsieur, de plus d'une observation. Depuis vingt ans que j'exerce la médecine, et que je suis chargé du soin de l'hôpital de notre ville, j'ai envoyé à vos bains et à vos boues plusieurs personnes de tout âge et de tout sexe, qui se trouvaient dans le cas de rhumatismes, d'engourdissements, de paralysies, et de nerfs-foulure, et j'ai eu la douce satisfaction de les voir revenir parfaitement guéries. Ce qui n'a fait que confirmer l'idée que j'avais, longtemps même avant que votre ouvrage ne vit le jour, de la vertu tonique, balsamique, et résolutive de vos bains et de vos boues ; effets sur lesquels on pourra toujours compter, quand l'usage qu'on en fera sera dirigé par un maître de l'art entendu ; car il est sensible qu'il ne saurait être que très-pernicieux, si on avait l'imprudence de les prescrire à des sujets dont les solides fussent trop tendus, et les fluides trop vifs, ou acrimonieux ; et il n'e t pas moins évident que dans les cas où ils conviennent le mieux, on ne saurait apporter trop d'attention pour en varier le degré de chaleur selon la diversité des circonstances, et prévenir par là les suites fâcheuses qu'entraînent des sueurs trop abondantes, surtout dans des sujets dont le genre nerveux est délicat.

Au reste, je n'ai pas encore prescrit intérieurement vos eaux ; mais je ne doute point qu'elles ne réussissent très-bien contre la plupart des indispositions pour lesquelles vous les conseillez, surtout certaines maladies de l'estomac qui reconnaissent pour principe l'affaiblissement du ton des fibres de ce viscère. Le succès que j'ai vu plus d'une fois dans pareils cas de celles de Préchacq, qui leur sont analogues, me le fait juger ainsi.

Je suis, etc.,

DUPONT, fils.

A Tartas, le 3 février 1753.

SECONDE LETTRE

De M. Maupoey, médecin d'Orthez.

Monsieur et cher collègue,

Je suis bien sensible à l'invitation que vous me faites pour vous faire part de mes observations sur les sources de votre ville, qui se bornent à deux, sur la tête de deux jeunes enfants qui étaient affligés, dès leur naissance, d'une faiblesse aux jambes, que j'envoyai aux boues, le premier, il peut y avoir quatre à cinq ans; le dernier, il y a deux ans. Je me suis aperçu que ces boues ont fortifié les muscles et les tendons de ces parties, à un point qu'ils s'appuient et marchent aujourd'hui avec aisance. Je suis mortifié de ne pouvoir pas vous fournir quelque chose de plus étendu. Je vous prie de me faire la justice de croire que je suis, etc.,

MAUPOEY.

A Orthez, le 13 avril 1753.

TROISIÈME LETTRE.

Voici une lettre de M. Larrouture, médecin à Orthez, où il fait la médecine depuis quelques années avec un succès qui répond parfaitement aux espérances qu'on avait conçu de ses heureux talents. Auparavant, il avait déjà servi en qualité de médecin dans l'armée d'Italie ; j'ai cru cette remarque nécessaire pour faire voir qu'on ne doit pas prendre au pied de la lettre ses expressions trop modestes.

Comment m'accommoderai-je avec vous sur mon retard à répondre à la lettre que vous m'avez fait l'honneur de m'écrire il y a déjà plus d'un mois ? m'en croirez-vous, et regarderez-vous comme une raison ou comme un prétexte, si je vous dis que le temps que j'ai pu dérober à mes affaires particulières, je l'ai donné tout entier à mes malades ? Les sentiments que vous me connaissez pour vous, et ma reconnaissance en sont garants ; et j'ose me flatter que vous en êtes assez instruit pour ne m'avoir pas soupçonné de négligence à votre égard.

Vous me demandez dans cette lettre les observations particulières que j'ai pu faire sur les eaux de Dax ; je vous avoue que j'en suis bien glorieux, et m'imaginer qu'un médecin de votre réputation et qui la mérite si bien, me croit en état d'observer, est pour moi une idée bien flatteuse ; je sais que beaucoup de gens, quelque nombre de malades qu'ils voient, ont le malheur de voir bien peu de maladies, et j'espère d'en être distingué dans les suites, puisqu'à mon âge vous me demandez compte de celles que j'ai pu observer.

Je commence par vous faire un aveu sincère, que prévenu par la lecture que j'avais faite de votre ouvrage sur la nature des eaux de Tercis, j'y envoyais tous les malades chez lesquels je trouvais les indications que vous m'avez enseigné à remplir par le moyen de ces eaux. Plusieurs, par mon conseil, ont été y chercher une guérison parfaite, et presque tous des soulagements considérables ; ces succès et votre autorité me confirmaient dans la résolution de ne pas changer pour des maladies de la même espèce, de lieu ni de méthode ; je ne dois qu'au hasard l'envie de connaître les *Baignots ;* voici comment la chose se passa.

Il y a trois ans que je fus appélé pour voir un paysan à Nassiet, que je trouvai attaqué d'un rhumatisme universel, des douleurs les plus vives dans toutes les parties du corps, qui se faisaient sentir également dans le milieu des muscles et dans les articulations ; une impossibilité presque absolue de faire aucun mouvement, que j'attribuai plus à la grande douleur qu'à l'obstruction des nerfs ; une fièvre véhémente, que je n'avais jamais observé dans pareille maladie, étaient les symptômes qui la caractérisaient ; j'ordonnai la saignée, qui fut copieuse et dont il ne se trouva pas soulagé ; son sang fut dissout dans la palette dans très-peu de temps, et cela me confirma dans l'idée que j'avais prise des autres symptômes ; j'ordonnai une seconde saignée deux heures après, qui calma la fièvre et diminua considérablcment les douleurs vives que ressentait le malade au côté droit ; mais ce ne fut que pour lui rendre infiniment plus sensibles celles qu'il ressentait au côté gauche ; je n'osai me déterminer encore ni aux purgatifs, ni aux sudorifiques ; je craignais la trop grande dissolution des humeurs et leur acrimonie ; et, dans cette idée, je me déterminai à les préparer par les anodins et quelques absorbants ; je connaissais le danger d'en user avant les purgatifs, mais tout jeune que je suis, j'ai appris à aller quelquefois contre les règles ; je n'y fus pas trompé, le malade se trouva fort bien de leur usage, et lorsque je crus que la tumeur des parties n'était plus si considérable, puisqu'il n'y avait plus que des douleurs supportables, je purgeai mon

malade et lui fis user d'une tisane sudorifique ; peu
de jours après, tout fut assez calme pour me déterminer à l'envoyer a Tercis , mes eaux favorites ; le
malade fut mis dans une charrette, ses facultés ne
lui permettant pas d'avoir une autre voiture ; il y
fut pendant un quart-d'heure assez tranquille, mais
après ce temps , ses douleurs se renouvelèrent et
devinrent aussi violentes que la première fois ; il
fut obligé d'arrêter à une lieue de l'endroit d'où il
était parti ; il m'envoya un exprès ; je ne pus me
rendre auprès de lui, parce que j'étais retenu auprès
d'un malade de distinction ; j'ordonnai une ou deux
saignées suivant l'obstination de la douleur. Elles
furent faites toutes deux, et le mirent en état de
continuer sa route le lendemain. Il fut jusqu'à Oro
où les mêmes douleurs revinrent avec tant de force,
qu'il fut encore obligé d'arrêter ; il s'y rencontra
quelqu'un qui venait des eaux de Dax, et qui, tou-
ché de l'état de ce misérable, lui en parla et tâcha
de le déterminer à les préférer à celles de Tercis ;
il lui parla de l'expérience qu'il venait d'en faire ;
il lui représenta qu'il en etait plus près , que les
chemins étaient plus beaux et qu'il aurait dans votre ville tous les secours nécessaires et imaginables
toutes ces raisons, mais plus encore tout ce qu'il
souffrait, déterminèrent mon homme ; il s'en va à
Dax, et en arrivant se fit mettre dans le bain sans
observer aucune des précautions que je lui avais
recommandé ; c'était un jour de repos, et le lendemain un purgatif que je lui avais dit de prendre ;
son état le força de prendre le plus court parti : il
demeura dans le bain chaud environ une demi-
heure, et il fut surpris bien agréablement que les
personnes qui l'en tirèrent ne lui fissent aucun
mal. Il soupçonna que c'était l'usage où elles
étaient de remuer des malades ; et ce ne fut qu'a-
près avoir sué pendant deux heures dans son lit,
et avoir bien réfléchi sur son état, qu'il osa croire
que réellement ses douleurs avaient diminué considérablement. Je sens que je suis trop long :

abrégeons, Monsieur ; cet homme demeura à Dax
dix jours, pendant lesquels il prit dix bains, se
frottait et se faisait frotter tous les jours des boues
de vos bains ; cet homme, à qui la maladie avait
rendu le corps courbé, et l'une des mains fort cro-
chue, qui à peine pouvait supporter le mouvement
de la charrette sur de bons lits de plume, se retira
dans un jour à pied de Dax à Nassiet, le corps
bien droit et les mains bien libres ; il y a pourtant
six bonnes lieues, et vint à Orthez deux jours
après à pied encore me conter son histoire. Je
l'exhortai beaucoup à aller se laver dans sa piscine
toutes les années ; il le fit l'année passée qu'il commençait d'avoir quelque menace ; il y trouva les
mêmes secours ; il n'y a pas été cette année, parce
qu'il a toujours joui d'une santé robuste, et que
les paysans ne savent pas faire des remèdes de
précaution. Tercis aurait peut-être produit les
mêmes effets, mais c'est un peut-être, et le fait est
que Dax a opéré cette espèce de miracle ; enhardi
par cet événement, je résolus d'en profiter, et sans
donner encore le dessus aux *Baignots*, je voulus
au moins chercher à me confirmer dans l'idée où
je commençais d'être que ces eaux valaient bien
celles de Tercis ; j'eus occasion d'y envoyer pour
la même maladie plusieurs personnes de Tilh et
des environs, entr'autres, mademoiselle Duruthy,
de Tilh, un certain Hourty, de Castetarbe, et plusieurs autres, qui rendraient ma lettre un recueil
d'observations, si leurs maladies n'eussent été du
même caractère ; elles ne différaient que par la
violence de leurs symptômes, et toutes y ont été
absolument guéries. Cette lettre déjà si longue, doit
l'être encore davantage par le narré fidèle de ma
maladie, et de la cure qu'en ont opéré vos bains ;
encore une fois, si vous me trouvez trop long, ac-
cusez-en la matière ; vous avez été témoin en partie, Monsieur, de ce qui s'est passé, et malgré les
raisons que j'avais de me louer des eaux de Dax,
mes anciennes préventions pour celles de Tercis

me surmontaient ; j'avais résolu de les préférer ; vous m'avez forcé de choisir les vôtres, vous m'avez forcé de guérir d'une maladie qui m'effrayait et dont vous-même avez fait un cas infini ; plusieurs personnes de distinction ont été témoins comme vous de mes attaques et de ma guérison, mais il y en a peu qui en connussent la cause ; elle est si douteuse, qu'il faut pour la découvrir, les réflexions d'un praticien comme vous ; je vais entreprendre de vous en faire l histoire, je la dois par reconnaissance aux eaux de Dax qui m'ont guéri, et à vous qui m'en avez conseillé l'usage.

Vers le mois de juin de l'année passée, je sentis au côté gauche, vers l'hypocondre, immédiatement sous les fausses côtes, un léger engourdissement qui n'occupait que l'espace qui aurait été couvert par un écu de six livres ; je dis léger, par rapport à son étendue et à sa durée ; il passait dans ce premier temps dans moins d'une minute ; par rapport à lui-même, il était total dans la partie qu'il occupait : je la pinçai sans ménagement et sans que je le sentisse, et si j'avais eu la fermeté de piquer la partie avec une épingle, je suis persuadé que je ne l'aurais pas senti non plus ; j'ai dit qu'il ne durait pas même une minute, mais quelquefois, il revenait dans un quart-d'heure, quelquefois dans une demi-heure, et souvent j'avais trois ou quatre heures de relâche ; de façon que pendant trois ou quatre jours que duraient ces attaques, j'en essuyais par jour quelquefois vingt, et quelquefois plus ou moins ; il se passa quatorze ou quinze jours sans autre attaque, j'avais même oublié que j'en eusse jamais eu, et je n'avais attribué ce que j'avais senti qu'à quelques après-soupers, que j'avais passé pour prendre le frais assis ou couché sur l'herbe ; j'avais imaginé que cet engourdissement pouvait être l'effet de quelque partie de la transpiration arrêtée ; que la matière que j'imaginais engorgée dans les vaisseaux qui servent à son excrétion pressait les filets nerveux qui se trouvent dans cette partie et empêchait par cette pression le cours libre des esprits auxquels on veut qu'ils servent de couloir ; j'espérais que la nature se délivrerait elle-même, et le temps que j'avais passé sans rien sentir me laissait sans crainte pour l'avenir ; je fus bientôt forcé de revenir de cette idée ; un jour en m'éveillant, je sentis le même engourdissement du même côté et sur la même partie, il occupait beaucoup plus d'espace, et à peine toute ma main l'aurait couvert, il dura même plus longtemps et poussa jusqu'à environ deux minutes; toujours prévenu que c'était un embarras dans les vaisseaux excrétoires de la transpiration, je résolus de les ébranler et d'augmenter le mouvement des liqueurs; j'en eus le même jour l'occasion : je fus appelé pour voir plusieurs malades dans la Chalosse, et je fis bien ce jour-là sept lieues à cheval, j'eus dans la route trois attaques à trois heures l'une de l'autre, elles se rendaient toujours considérables de plus en plus et pour l'étendue et pour la durée; jusqu'alors, elles ne m'avaient gêné en rien, mais dans ces dernières attaques, je fus obligé d'arrêter mon cheval, de me courber sur le côté affecté, et de le comprimer fortement; dans la dernière, l'engourdissement se porta sur toute la fesse gauche, et causa dans la moitié du sphincter de l'anus une espèce de contraction ou de convulsion qui aurait été douloureuse si l'attaque n'avait précisément fini lorsqu'elle se fit sentir dans cette partie, car je dois vous observer que toujours elle commençait dans la même partie et presque dans le seul point où avaient commencé les dernières, et de là s'étendait successivement jusqu'à la partie où elle allait finir tout d'un coup; la nuit m'ayant surpris, je fus obligé de coucher à Amou, madame la marquise de Sempé voulut que j'eusse l'honneur de souper avec elle; je n'ai jamais tant mangé ni avec tant de goût ; vous trouverez que ce n'est pas se conduire en médecin, ou peut-être que c'est trop en suivre les usages ; quoi qu'il en soit, j'eus une attaque à table ; je me gênai pour que madame de Sempé et mademoiselle d'Aurice, qui y était aussi, ne s'en aperçussent ; j'y réussis, et cette attaque, qui fut égale à la première pour l'étendue, ne dura pas aussi davantage, je me retirai chez mon beau-père, et toujours prévenu qu'il me fallait du mouvement, je résolus d'aller le lendemain à la chasse ; je me levai assez bon matin après avoir fort bien dormi, j'étais occupé à faire nettoyer un fusil lorsque je fus encore assailli ; il semblait que l'attaque se revenchat par sa violence du relâche qu'elle m'avait donné ; en effet, celle-ci fut si considérable que je crus périr ; elle partit comme les autres de l'hypocondre gauche, elle s'étendit assez promptement en haut sur les muscles pectoraux du même côté, par devant jusqu'au sternum, et par derrière jusqu'aux vertèbres ; elle gagna tout le bras, la moitié du col et toute la joue gauche ; par bas, toute la cuisse, toute la fesse, exactement la moitié du sphincter de l'anus, la moitié du scrotum et la moitié de la verge ; j'eus pendant tout le temps qu'elle dura une oppression considérable : je ne perdis pourtant jamais la connaissance, ni la facilité du mouvement même dans les parties affectées, et ce fut la liberté que j'avais de penser qui me permit de faire pendant le temps de l'attaque, des réflexions qui me firent trembler pour les suites qu'elle devait avoir ; elle finit pourtant tout d'un coup trois minutes après avoir commencé : notez que je sentis ici, dans le temps que l'attaque s'étendait en haut et en bas, une espèce de mouvement confus comme du sang, ou de quelqu'autre humeur embarrassée dans les interstices des muscles d'où elle tâchait de s'échapper, et qui me causait une très-forte douleur, sourde pourtant, et dont je ne saurais donner aucune idée, qu'en disant que celle qu'on sent dans la crampe est de la même nature au degré de violence près la mienne, étant beau-

coup plus vive, je ne songeais plus à aller à la
chasse, je voyais que mes accidents étaient sérieux,
et s'ils allaient toujours en augmentant, comme
ils l'avaient fait jusqu'alors, je désespérais du retour
de ma santé ; je me mis au lit et me fis saigner
du pied ; j'avais résolu de me faire vomir demi-
heure après la saignée, mais comme elle m'éprouva
beaucoup, je retardai de prendre l'émétique un peu
trop ; j'eus à une heure après-midi une autre attaque, mais celle-ci fut et plus longue, et plus étendue que les autres, elle embrassa toujours le côté
gauche jusqu'à la plante du pied, et jusqu'au som-
met de la tête ; je crus mourir vingt fois dans quatre
minutes qu'elle dura ; elle me laissa dans un grand
accablement ; voilà tout le reste de mon courage,
parce qu'elle m'ôta toute espérance ; je voulus
pourtant faire honneur à la médecine en affectant
d'en attendre du secours ; je fus émétisé et purgé
le lendemain ; j'appelai à mon secours M. Lucat,
notre confrère, dans les lumières de qui j'ai raison
d'avoir de la confiance ; il fut résolu d'user des dia-
phoretiques, des apéritifs légers, de quelques bains
domestiques, et M. Lucat travailla surtout à guérir
mon imagination, elle était bien frappée ; nous
verrons si j'avais tort : j'imagine qu'à la lecture de
ce grand nombre d'attaques, vous avez pour arriver à la fin la même impatience que j'avais moi-
même lorsque je les supportais, elles m'ennuyaient
pourtant plus qu'à vous, soyez-en sûr, et vous au-
rez, s'il vous plaît, la bonté d'essuyer la lecture des
dernières ; j'étais à Dax lorsqu'elles m'arrivèrent, et
vous avez été présent à quelques-unes, il s'en faut
bien qu'elles fussent aussi violentes que les autres ;
dois-je cette diminution à l'émétique et au purgatif
que je repris par votre ordre, ou à l'usage de quelques poudres céphaliques que vous me conseillâtes
aussi de prendre ? Je le croirais si la première et la
seconde attaque qui ne furent pas violentes, n'avaient
précédé l'usage de ces remèdes ; quoi qu'il en soit,
j'eus dans l'espace de deux jours environ huit ou

neuf attaques, mais avec ceci de particulier qu'elles
ne partaient plus de l'hypocondre, mais bien de la
cuisse ; je sentais d'abord une très-légère convulsion, qui me laissa sur cette partie l'engourdissement ordinaire ; les frictions que j'y faisais et que
j'y faisais faire ne servaient qu'à étendre plus
promptement cet engourdissement, et comme je
réfléchissais sur tout, j'en cherchais la cause ; je
me rappelais sans rien approfondir que j'avais lu
dans de bons auteurs qu'on avait arrêté quelquefois des attaques épileptiques par des ligatures quand
elles partaient des endroits sur lesquels elles pouvaient être pratiquées ; vous me voyez toujours en-
têté de cette maladie ; que voulez-vous, Monsienr,
ce n'est pas le nom de la maladie que je crains, je
ne suis effrayé que de ses suites ; je vais m'expliquer bientôt : dans quelques alarmes que je fusse
pour la nouvelle attaque que j'étais accoutumé
d'attendre, mais je ne craignais pourtant pas
moins, il me semblait que j'étais impatient de la
voir arriver pour éprouver ma nouvelle ressourc ;
elle arriva bientôt, et si vive que j'en perdis. la
moitié de mon courage ; je conservai pourtant mon
sang-froid ; j'avais préparé plusieurs ligatures : je
me ceignis la cuisse quatre travers de doigt au-
dessus de l'endroit où je me sentais la convulsion ;
je pressai avec plus de force à mesure qu'elle s'é-
tendait jusque sur la ligature, et je sentis très-
sensiblement que ma ligature empêcha toute sorte
d'impression de se communiquer aux parties qui
étaient au-dessus de l'endroit où elle était posée ;
je fus encouragé par ce succès à serrer encore plus
fort, et l'ennemi pour lors, arrêté sur son passage,
prit une autre voie : l'engourdissement se com-
muniquaît aux parties inférieures qui n'avaient
point été de la partie dans ces dernières attaques ;
je n'en fus pas la dupe : animé par l'avantage que
je croyais avoir, je fis faire une forte ligature au-
dessus du genoux où je sentis l'engourdissement
arriver, et où la convulsion commençait à se faire

sentir, l'humeur ou ce qu'il vous plaira, enfermée entre ces deux ligatures, fit des efforts inutiles pour passer outre ; je sentis que l'attaque finissait, et que certainement je l'avais retenue ; vous arrivâtes quelques temps après, Monsieur, vous me trouvâtes dans des transports de joie ; vous m'en félicitâtes, et j'imagine que vous crûtes que j'en tirerai au moins l'avantage de guérir mon imagination par l'espérance que me donnait celui que j'avais ou que je croyais avoir sur la maladie ; vous me parûtes pourtant être bien content de l'essai que je venais de faire, et vous continuâtes de m'exhorter à profiter de l'occasisn où j'étais de prendre les bains à Dax : il me sembla même que depuis que vous aviez été témoin des symptômes dont je ne vous avais fait que le détail ; vous étiez plus assuré dans les raisons que vous me donniez pour me faire préférer Dax à Tercis, et vous fûtes pour moi un exemple pour m'apprendre de quelle conséquence il est pour un malade qu'un médecin qui lui ordonne des remèdes, le fasse avec assurance et fermeté. Je me déterminai pour le lendemain à prendre vos bains ; dans le reste de la journée j'eus encore plusieurs attaques, mais qui furent toutes arrêtées par les mêmes moyens, avec ceci de singulier, que me croyant maître de leur étendue, je les renfermai entre deux ligatures dans l'instant de leur naissance, et empêchais par là qu'elles n'occupassent qu'un très-petit espace ; je dois même vous remarquer que dans une de ces attaques, lorsque je croyais qu'elle avait fini, j'otai un peu trop brusquement les ligatures, je sentis tout-à-coup l'engourdissement se répandre avec beaucoup plus de promptitude en haut et en bas qu'il ne l'avait fait encore ; je remis vite mes ligatures quatre travers de doigt au-dessous et au-dessus de l'endroit où il était parvenu, et il me fallut le même temps pour en voir la fin, qu'il m'aurait fallu si elle n'eût fait que commencer ; ceci ne pourrait-il pas favoriser les expositions de Willis ?

Ce serait ici le lieu d'en parler, mais ce n'est pas une dissertation que je fais, c'est une lettre, hélas ! qu'elle est longue ! n'importe, elle n'est pas encore finie, allons toujours au moins jusqu'à ce que nous soyons revenus des *Baignots*, j'y fus le lendemain, j'y pris mon premier bain, et successivement j'en pris sept ou huit seulement dans l'espace de dix ou douze jours ; ils me firent assez d'effet : j'y suai pour la première fois de ma vie ; j'y étais avec plaisir, et il fallait toujours que le baigneur me pressat d'en sortir ; je n'ai eu depuis ce temps-là que de simples menaces qui ont diminué peu à peu et absolument cessé depuis le commencement de Novembre dernier : voilà, Monsieur, l'histoire longue mais fidèle de mes accidents, et la relation d'une maladie aussi singulière que je la crois rare; il serait honteux qu'étant médecin je ne vous hasardasse pas quelque chose de l'idée que j'ai de sa nature ; vous êtes trop habile pour ne pas la corriger si elle est défectueuse, et je vous crois assez mon ami pour ne pas le vouloir s'il est nécessaire, j'en serais charmé, je vous réponds de ma docilité, parce que je ne vous propose mes conjectures que pour m'instruire sur une maladie, qui, quelquefois embarrasse les maîtres de l'art, et je sais combien il est glorieux et utile à un jeune médecin de soumettre ses idées à celles d'un homme connu par ses ouvrages et les Cures qu'il a opéré dans les attaques que j'eus à Amou, et dont vous avez sans doute remarqué la violence, je crus reconnaître les symptômes caractéristiques de l'épilepsie ; je vous répète encore un coup que le nom de la maladie ne peut pas m'effrayer ; les médecins mes confrères que je consultais se sont tous accordés pour dire que je n'avais que des vapeurs ; eh bien! Messieurs, ce ne sont que des vapeurs, c'est donc épilepsie ; la belle conséquence direz-vous ? Je crois avec de très-grands médecins que les vapeurs et l'épilepsie ne sont que la même maladie, qui à la vérité, à différents dégrés, dans les moins violents l'amour-propre des malades l'a faite appeler des vapeurs, et la complaisance des médecins les empêche de lui donner son véritable nom, ce sont ces différents dégrés qui ont fait distinguer l'épilepsie en sympathique, et idiopathique ; la sympathique qu'on appelle des vapeurs, est moins violente et part des différentes parties du corps, selon l'endroit où est contenue la cause qui la produit : en effet, ne voit-on pas tous les jours que des ulcères supprimés, soit aux jambes, soit dans d'autres parties éloignées, des embarras dans le ventricule, des obstructions à la râte, dans les glandes du mesentère, des affections de matrice, des vers dans les enfants, etc. sont la cause de l'épilepsie ; et ce qu'on appelle vapeurs n'a-t-il pas aussi la même origine ? Oui : mais, me dira-t-on, on ne tombe pas tout d'un coup, on n'écume pas pour parler avec le vulgaire; souvent on ne perd pas la connaissance, vous-même ne l'avez jamais perdue dans vos accidents ; il est vrai, mais aussi je n'avais pas une épilepsié parfaite ; une épilepsie idiopathique qui vient de la conformation du cerveau, ou si l'on veut encore pour me prêter à l'idée commune des abcès et des tumeurs qui sont dans ses ventricules ou des sérocités qui les abreuvent, et qui de quelque manière qu'on voudra l'expliquer, empêchent les fonctions de ce viscère ; en un mot, j'avais des convulsions et des mouvements convulsifs, qui suivant tous les auteurs anciens et modernes, sont l'essence de l'épilepsie, mais je l'avais sympathique, c'est-à-dire, qu'elle n'était que l'effet d'une autre maladie ; quelle était donc cette autre affection ? *Hoc opus, hic labor :* je vais pourtant hasarder ma façon de parler, quitte pour m'en dédire.

Mes attaques commençaient ordinairement à l'hypocondre gauche, c'était d'abord un simple engourdissement qui a été suivi dans les suites des convulsions et des mouvements convulsifs ; le siége des convulsions et des mouvements, est toujours dans le genre nerveux, et ne sont jamais causés que par l'irritation des nerfs, cette irritation n'a pu être causée dans les nerfs que par leur propre dénudation, ou par quelque matière qui fut ou extra des nerfs, ou dans leur cavité ; il n'est pas possible de croire qu'elle ait été causée par la dénudation des nerfs, parce qu'au moins elle aurait été plus constante si elle n'avait pas été continuelle, la même cause dans les mêmes circonstances devrait toujours produire les mêmes effets ; on ne peut pas l'attribuer non plus à une matière qui fut contenue dans la cavité des nerfs, parce qu'en l'y supposant il faut aussi supposer qu'elle y jouit du mouvement qu'on accorde à celle qui y coule, et qu'il serait singulier d'imaginer qu'elle n'eut jamais causé de plus grands ravages dans le cerveau où elle aurait nécessairement dû produire des plus grandes irritations, même jusqu à causer l'épilepsie idiopathique, c'est donc une matière qui est extra les nerfs ; M. Chatelain dans son traité des convulsions et des mouvements convulsifs donne pour première cause la lymphe acrimonieuse qui picote les nerfs et y produit ces irritations ; Frédéric Deckers dans les notes et les observations qu'il fait *in praxi barbettiana* reconnaît la même cause pour celle de l'épilepsie, je reconnais la même pour mes accidents ; cette lymphe je la suppose ou acrimonieuse par sa nature, ou par le séjour qu'elle a pu faire dans quelque viscère ou dans les glandes du mesentère ; mais me dira-t-on, n'avez-vous pas remarqué s'il y avait chez vous quelque obstruction, j'avoue de bonne foi que je m'étais examiné et m'étais fait examiner inutilement avec beaucoup d'attention, mais serait-il bien surprenant qu'à travers un si grand volume de muscles qui forment l'abdomen, on n'eût pas distingué au milieu de tant de glandes, quelques embarras dans quelques-unes qui se trouvaient peut-être couvertes par d'autres bien libres et bien dégagées ; d'ailleurs il fallait si peu de matière pour produire tous ces effets, que je ne puis croire que quelqu'un qui connaîtra la délicatesse des parties qui en étaient le siége, en soit surpris. Cette matière développée ou par le ressort des glandes qui ne pouvaient pas encore l'avoir perdu tout entier ou par quelqu'autre cause qu'on voudra imaginer, piquait le premier rameau du nerf qu'elle rencontrait, y causait cette irritation qui se portait plus ou moins loin, suivant la quantité de la matière qui la causait, ou sa qualité plus ou moins âcre, et suivant encore le plus ou moins d'obstacles qui s'opposait à sa communication, je dis suivant le plus ou moins d'obstacles, etc., parce que je crois que je lui en ai opposé d'invincibles par mes ligatures, je compare les nerfs dans cet état à des cordes de violon que l'on pince pour y former des vibrations qui ne passeront pas le point d'appui de ces cordes, et pour bien qu'on rapproche ces deux points et que l'on pince vivement, les vibrations seront toujours contenues entre les deux points, ou bien il ne s'en formera presque pas, comme je l'ai éprouvé dans mes attaques quand je les ai renfermées de fort près entre les deux ligatures, mais d'ailleurs, Monsieur, quel a pû être l'effet des Bains dans ces circonstances ? c'est de redonner le ton aux solides, d'augmenter le mouvement des fluides, de les dégorger par conséquent, d'adoucir leur acrimonie et de porter généralement dans toute la masse de la circulation, le baume que vous m'aviez promis que j'y trouverais, et dont je suis persuadé que vous attendiez ma guérison; c'est trop, M., vous ennuyer, vous avez cru ne rien risquer en demandant à un jeune homme des observations : vous voilà bien attrappé, je vous envoie des pancartes; si j'avais le bonheur d'être auprès de vous, j'apprendrais à être laconique, j'y apprendrais mon métier, et j'y gagnerais de plus l'avantage de vous convaincre dans toutes les occasions qu'on ne peut rien ajouter au véritable respect avec lequel j'ai l'honneur d'être etc. **LARROUTURE**, Médecin.

À Orthez, le 16 Mars 1753.

A tous ces témoignages, nous allons ajouter un fait bien authentique, puisqu'il résulte d'une enquête juridique faite devant le Sénéchal de cette ville, le 19 Juin 1751. Les personnes qui voudront s'en convaincre par leurs propres yeux, trouveront cette enquête au Greffe du Sénéchal, où l'original demeure consigné; elles en trouveront encore chez moi une expédition en forme.

Jean Mosa, ayant été attaqué à la suite d'une fièvre maligne, d'une tumeur énorme au genoux, qu'on fut obligé d'ouvrir le huitième jour à la partie supérieure et latérale interne, pour en évacuer le pus qui s'y était formé; après cette opération, il fallut en faire une pareille à la partie inférieure et latérale interne de la cuisse, à cause de la tumeur prodigieuse de cette partie, qui avait formé un autre abcès; à ce second, en succéda encore un troisième; les deux derniers furent cicatrisés avec le temps; mais le premier fut rebelle à tous les soins de la Chirurgie qui employa pendant un an toutes les ressources de l'art. Le malade désespérant de guérir par cette voie, se détermina à venir prendre les Bains dans cette ville; lorsqu'il y arriva il avait outre l'ulcère dont on a parlé, la cuisse, la jambe et le pied d'une grosseur prodigieuse; au septième bain, il s'était détaché trois squilles d'os, l'ulcère qui était calus dans ses bords, s'était détergé; les enflures dissipées presque totalement, et l'usage de la jambe rendu au malade.

Parmi les témoins de cette enquête, il y a un Médecin et un Chirurgien, qui déposent avoir vu le malade avant et après l'usage des bains, et qui attestent le fait tel qu'il est rapporté ci-dessus.

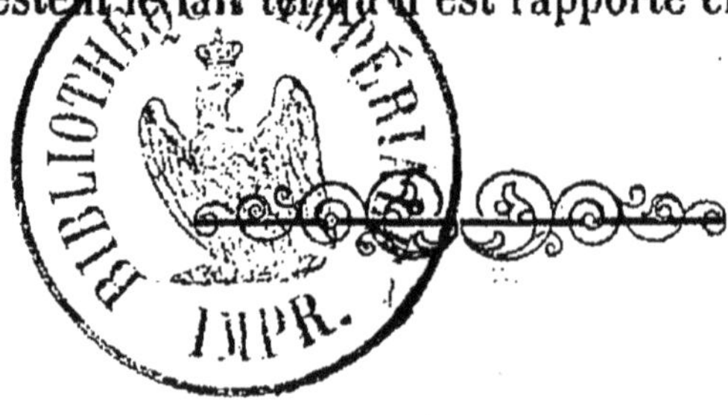